Roland Sedivy

Der Detektiv mit dem Mikroskop

Alltagsgeschichten eines Pathologen

UEBERREUTER

Alle Namen von Menschen, Orten bzw. Institutionen sind frei erfunden. Jedwede Namensgleichheit oder Situationsähnlichkeit mit realen Personen oder Gegebenheiten sind daher rein zufällig und ungewollt.

Abbildungen: Gabriela Winkelmüller (Zeichnungen), Roland Sedivy (Grafiken)

ISBN 978-3-8000-7343-6
Alle Urheberrechte, insbesondere das Recht der Vervielfältigung, Verbreitung und öffentlichen Wiedergabe in jeder Form, einschließlich einer Verwertung in elektronischen Medien, der reprografischen Vervielfältigung, einer digitalen Verbreitung und der Aufnahme in Datenbanken, ausdrücklich vorbehalten.
Covergestaltung: Ursula Kothgasser, www.koco.at
Coverfoto: Ursula Kothgasser
Copyright © 2008 by Verlag Carl Ueberreuter, Wien
Druck: Druckerei Theiss GmbH, A-9431 St. Stefan i. L.
7 6 5 4 3 2 1

Ueberreuter im Internet: www.ueberreuter.at

*Durch Selbsterhöhung steigen wir hinab und durch Demut hinauf.
Die so errichtete Leiter ist unser irdisches Leben.*

Benediktusregel, Kapitel 7.7

Inhalt

Der Pathologe – Fiktion oder Wirklichkeit?	9
Warum nur?	14
Maden, Nutten und Mörder	22

    Die Made im Auge 22
    Blut und Strapse 26
    Der Besuch 28
    Autoerotik und Selbstmord 33

Hades und Orkus	39

    Heiliger Abend 41
    Nächtliches Intermezzo 44
    Perakut 49
    Der Spaziergang 52
    Ein Irrläufer 57
    Schnapsidee 61

Die Autopsievorlesung	65

    Wann wird wer, wo, von wem obduziert? 67
    Sterben, Agonie und klinischer Tod 70
    Der biologische Tod 75

Gerichtliche Medizin	84
Wenn der Schein trügt – der Scheintod	88

    Tiefer Schlaf 88
    Gelächter 89

Im Angesicht des Todes	92

    Agonie und Rote Rüben 92
    Der vorletzte Weg 94
    Abschied 95
    Tod 97
    Ich bin bereit 99

Was ist Pathologie noch? 102
    Pathologie im Dienst des lebenden Menschen 103
    Was geschieht mit meinem entfernten
    »Blinddarm«? 106
    Was ist eine Biopsie? 109
    Zytologie 111
    Krebsdiagnostik 113
    Bakteriologie und Serologie 116

Im Walhalla – die Histologie 117

C.S.I. – Pathologie 119
    Der Brusttumor 119
    Prostatakrebs 125
    Tod auf der Gangway 127
    Tod im Auto 130
    Vom Kot zum Code 133

Kurtisane der Pathologie 137
    Warten und wieder warten 137
    Es geht auch anders 138
    Überraschung 140
    Multitasking 144

Magie der Morphologie und des Mikroskopierens 149

Witz und Humor 155

Banale Traumfahrt eines Kaugummis 161

Rauchen – Selbstmord auf Raten 164

Der Narrenturm 166

Ein Keim macht Geschichte 172

Totenschädel und Schrumpfköpfe in Vitrinen.
    Ethisch-Nachdenkliches. 183

Fragen an den Pathologen 192

Wie sterben Pathologen? 201

Der Pathologe – Fiktion oder Wirklichkeit?

Früher Morgen 5:30 Uhr, die Sonne ist noch verborgen hinter dem Horizont, der Schatten der Nacht hebt sich langsam in ein graues Band. Die Schlieren des Nebels hüllen eine düstere Gestalt in einen diffusen, leicht transparenten Schleier.

The »man in black« kommt näher, alle Anwesenden erschauern und wispern: »Der Pathologe!« Er betritt eine kleine, schmierige, grindige Kammer neben der kleinen Kapelle. In der Hand einen schwarzer Koffer, den er mit einem Schwung aus dem Handgelenk in Richtung Boden befördert. Mit einem Knall setzt das Transportutensil auf dem Boden auf. »Guten Tag! Knochenbeißer … Immanuel Knochenbeißer … mit der Lizenz zum Schlitzen.« Der knochige Mann mit der fahlen grauweißlichen Gesichtsfarbe verzieht dabei keine Miene, greift zu seinem Koffer und entnimmt diesem eine schwarze, unterarmlange Lederrolle, die von einem Bindfaden umschlossen ist. Mit schlanken, langen Fingern öffnet er die Masche, entrollt das Unding. Darin kommen, fixiert durch Gummizüge, eine Reihe von Messern zum Vorschein, deren Klingen mit Toilettenpapier mäanderförmig umwickelt sind – die hölzernen, brüchig-rissigen Griffe blitzen am oberen Ende heraus. Die Zuseher fröstelt. Er nimmt eine Art Küchenmesser, wickelt die Schneide aus, wirft das Papier zu Boden. Danach holt er den Wetzstein hervor, der wie eine Rundfeile imponiert, und beginnt das Instrument mit flinken Bewegungen einmal links, zweimal rechts über den schwarzen Kolben zu ziehen.

»Und? Wo ist die Leich'?«, fragt er mit rauchiger, aber kräftiger Stimme. Schüchtern tritt der schlaksige Bestatter vor: »Ähmm …«, räuspert er sich. »Wo möchten Euer Gnaden denn zur Tat schreiten? Wir haben keine Prosektur, auch keinen Obduktionstisch!« Mit einer schnellen, ruckartigen Bewegung reißt Knochenbeißer seinen Kopf zur Seite, seine Augen sind zusammengekniffen, die Augenbrauen schräg von innen unten nach außen oben verlaufend. Nun mustert er die Umstehenden mit seinem stechenden, graublauen Blick. Der Bürgermeister senkt den Kopf, nestelt mit seinen plumpen Fingern an den golden glänzenden Knöpfen seiner Trachtenjacke. Der pummelige Zugskommandant der örtlichen Freiwilligen Feuerwehr Oberbrandmeister Stichinsbein zieht Luft in seinen fassförmigen Thorax, sein Bierbauch entrückt der prallen Sichtbarkeit, die rissigen, blutarmen Lippen öffnen sich ... doch kaum redebereit, schluckt er tief den zusammengelaufenen Speichel mit einem kaum wahrzunehmenden Glucks. Denn er, der Pathologe, erhebt seine Stimme: »Na, dann holt's a paar Kisten, hängt's die Tür aus und los geht's – gemma!«

Auf einen dezenten Wink von OBM Stichinsbein starten Jungmänner der FF, die am nächsten Tag beim Begräbnis und der Seelenmesse ministrieren werden, aus dem Raum. Stichinsbein schreitet vor und tritt mit grollender, aber freundlicher Stimme und einem Griff an den Oberarm an Studienrat Dr. (FH) Schnupf heran, seines Zeichens Direktor der örtlichen Volksschule: »Geh, Franzl, hüf ma amoi.« Schnupf, der anno dazumal mit dem Oberbrandmeister gemeinsam in »seiner« Schule die Sitzbank gedrückt hatte, war Fleischhauer, der im zweiten Bildungsweg an der Fachhochschule seinen Doktor gemacht und sich damit seinen Traum erfüllt hatte: nicht mit blutigen Innereien und fettigen Stelzen zu hantieren, sondern, wie er selbst es immer ausdrückte, »mit zarten, jungen Gewächsen« zu arbeiten. Er meint: »A Obduktion, die schau i ma immer gern aun – des erinnert mi so an oide Zeiten.« Er ist ein stattliches Mannsbild mit 190 cm Größe und 120 kg Körpergewicht. Im Gesicht eine knollige Nase, die Wangen mit sternförmigen, an einen Weberknecht erinnernden, dünnen rötlichen Blutadern.

Gemeindearzt Mustafa Weinstierl, ein zum Islam konvertierter Katholik, ist ebenso vor Ort. Doc, wie ihn alle nennen, ist ein hagerer, unscheinbarer Typ, der sich in seiner Freizeit als Kabarettist und Zauberer bei Familienfesten und Geburtstagen in der Gemeinde verdingt. Auch als Hausarzt lieben und schätzen ihn alle Bürger. Seine Ordination ist gut besucht, was ihm ein erträgliches Einkommen sichert. Nach Absolvierung des Physikatsamtskurses ist er darüber hinaus als Leichenbeschauer tätig.

Anwesend auch Ferdinand Kracherl, seit 15 Jahren Gendarm und Dienststellenleiter, der sich seit der Reform Polizist nennt, nur keiner tut es. Er ist ein kräftig gebauter, athletischer Mann mit kurz geschorenem Haar.

Weiters der polnische Pfarrer Janusz Dziennik. Er ist ein stiller, in sich gekehrter Mann mittleren Alters mit buschigen Augenbrauen und rundlichem Gesicht.

Der provisorische Obduktionstisch ist nun vorbereitet, die Burschen der FF hieven den Leichnam auf die Tür.

Plötzlich – mit Adlerblick schreit Ferdl auf: »Öha, do is ja a Loch im Rucken!«

Trocken erwidert der Pathologe: »Ans wiss' ma jetzt! A Herzinfarkt woars net!«

»Na servas«, zischt Ferdl, »da mias ma jetzt a Protokoll schreiben!«

»Burschen! Holt's den Gerichtsmediziner!«, raunt der pathologische Anatom.

Gesagt, getan. Der Gemeindepolizist veranlasst die Verständigung der zuständigen Behörde und die Überstellung des Leichnams auf die nächstgelegene Prosektur, wo die gerichtliche Leichenöffnung stattfinden wird.

In der Prosektur des kleinen Provinzspitals wird der immer noch bekleidete Tote auf den Seziertisch gelegt. Der angereiste Gerichtsmediziner Prof. Hans Sensenmeister bittet den Prosekturgehilfen um eine Leiter. Er erklimmt diese und macht mit seiner digitalen Pocketkamera Fotos des gesamten Körpers in Seitenlage und frontal. Danach knipst er aus verschiedenen Winkeln die Einschussöffnung und lässt umliegende Kleidungsteile vorsichtig einschneiden und anheben, um die Eintrittsstelle an der Haut »in situ«, also gemeinsam mit der Kleidung, auf gleiche Weise bildlich festzuhalten.

Der Tote wird nun gänzlich entkleidet und die erdig-schmutzigen Hüllen werden in einen schwarzen 100-Liter-Sack geworfen.

Der Gerichtsmediziner beginnt daraufhin die äußere Leichenbeschreibung in sein Diktiergerät zu sprechen: »Zur Obduktion gelangt eine männliche, 172 cm lange Leiche in gutem Ernährungszustand. Die Leichenstarre gelöst, die Totenflecken bis auf die Aufliegestellen gleichmäßig über den Rücken verteilt. Etwa 7 cm unterhalb des linken Schulterblatts und ca. 5 cm neben der Wirbelsäule eine 7 mm große rundovale, symmetrische Einschussöffnung mit ringförmig umgebenden, 2 mm breiten, geringen, schwärzlich-rußigen Schmauchspuren. Mit einer Drahtsonde lässt sich eine Eindringtiefe von 14 cm feststellen. Der Verlauf der Sonde, die dem zentralen Schusskanal entspricht, ist weitgehend horizontal, eine seitliche Abweichung nicht erhebbar. Die Schussöffnung selbst …«

Nach der äußeren Besichtigung führt er die Autopsie durch. Dabei inspiziert der Gerichtsmediziner nun das Herz, das auf der Rückseite die Eintrittsstelle des Schusskanals in die linke Kammer aufweist. Die Kugel durchstieß nach der Hinterwand des Herzens auch die Vorderwand, um schließlich am Hinterrand des Brustbeins stecken zu bleiben.

Anschließend wird vom anwesenden Kriminalbeamten das geborgene Geschoss konfisziert und, umhüllt von einem transparenten Plastiksackerl, im Aktenkoffer des Behördenvertreters verwahrt.

***

Ist es das, was Sie erwarten? Ist dies das Bild des Pathologen, das Sie vor Augen haben? Oder ist es doch anders? Zu wenig Blut?

Zu wenig Action? Sind Sie der Meinung, dass der Pathologe, der Anatom und der Gerichtsmediziner die gleichen Aufgaben haben? Da wären Sie in guter Gesellschaft! Die wenigsten wissen, welche Aufgaben die drei verschiedenen Berufssparten haben. Eines ist ihnen allerdings gemeinsam: Alle beschäftigen sich mehr oder weniger mit verstorbenen Menschen. Die folgenden Kapitel sollen Ihnen hauptsächlich das Bild eines Pathologen vermitteln und Ihnen Eindrücke über dessen Berufstätigkeit verschaffen.

Auch wenn wir Pathologen mit Verstorbenen zu tun haben, so liegt das Schwergewicht unserer Tätigkeit heute doch auf dem Dienst für Lebende! Keine TV-Serie, kein Spielfilm und nur ganz wenige Zeitungsartikel zeigen Ihnen diese andere Realität. Bücher sind erschienen, die das Gruselige und Skurrile in den Vordergrund stellten. Die Leiche und das Schaurige wurden zelebriert, Knochen oder ganze Schädel in Szene gesetzt. Nie aber wurde unser Fach authentisch aus der Feder eines Fachmanns geschildert, der die gesamte Breite unserer Tätigkeit illustriert und dabei auch den Gefühlen aller Betroffenen Platz gibt. So ist dieses Buch vielleicht anders als Sie erwarten, aber es gibt Ihnen Einblick in das Leben eines *wirklichen* Pathologen. Natürlich sind die »dunklen« Seiten spannend und aufwühlend – sie sollen auch nicht verschwiegen werden. Letztlich ist mir aber das Gesamtbild wichtig, das anhand verfremdeter Erlebnisse eines Pathologen den Blick durch das Schlüsselloch erlaubt. Die geschilderten Ereignisse sind individuell und damit keineswegs verallgemeinerbar, dennoch reflektieren sie den Alltag.

Warum nur?

Warum schreibt ein Pathologe ein solches Buch? Will er berühmt werden, will er einen Bestseller schreiben oder nur seine Eitelkeit befriedigen? Will ich mich in blutrünstigen Schilderungen über Grausames ergötzen und damit Aufmerksamkeit auf mich lenken?
Mitnichten!
Was ist der Hintergrund?
Eigentlich entstand diese Idee im Zuge meiner alltäglichen Erlebnisse und meiner Freude am Erklären medizinischer Zusammenhänge. So begann ich zunächst an einer Pflegeschule und an einer medizinisch-technischen Akademie zu unterrichten.
Dazu lebt man ja als Mediziner auch insofern recht »gefährlich«, als, kaum dass man seinen Beruf nennt, im selben Moment vom Gegenüber alle bestehenden Krankheiten mit Detailbeschreibung des Verlaufs sowie etwaigen Komplikationen und unter Umständen sogar gleich die Kleidung gelüftet werden. An sich macht mir dies nicht unbedingt etwas aus. Nur so mancher unserer Zeitgenossen gerät dabei so in Ekstase, dass er oder sie die Umgebung gänzlich außer Acht lässt. So wird den Nachfolgern von Hippokrates der Leidensweg in der U-Bahn, im Aufzug, bei der Kassa im Einkaufsmarkt frisch und frei »von der Leber« weg geschildert. Auch mit Kritik an der Kollegenschaft wird dabei nicht gespart. Spätestens dann schalten sich Umstehende ein, um in den Kanon der Unpässlichkeiten einzustimmen. »Genau, so ist es mir auch ergangen! Stellen Sie sich vor, da war doch ...« Selbst mit dem Drang nach dem stillen Örtchen gelingt es oftmals nicht, der Wortkaskade zu entgehen. Im Gegenteil, aus menschlicher Mitbeteiligung wird man auch gleich begleitet.
Dabei habe ich gelernt, dass ein recht hohes Bedürfnis nach zusätzlicher Information besteht. Mein kleiner »Vorteil« ist es

allerdings, wenn ich zu erkennen gebe, dass ich Pathologe bin, eine »Schreckreaktion« auslöse: »Um Gottes Willen, mit Ihnen möchte ich aber nichts zu tun haben – beruflich natürlich!« Daran schließt sich jedoch die Neugierde an diesem Fach an: »Und? Ist es wie im Fernsehen? Die ganzen Morde, muss ja schrecklich sein!«

Das Wissen um die Pathologie ist durch die historische Entwicklung unseres Faches geprägt. Früher stand die Leichenöffnung im Mittelpunkt. Geheimnisumwoben gingen »Zergliederer« ihrer schaurigen Arbeit nach, besorgten sich in Nacht und Nebel Leichen von Hingerichteten. Ja sogar Geld floss dabei, um das Innere des Menschen kennenlernen zu können. »Leichenfledderei« ist noch heute ein geflügeltes Wort. Unappetitliche Geschichten von schmatzenden Pathologen mit der Wurstsemmel in der einen und dem Hirnmesser in der anderen Hand werden mit empörter Lüsternheit erzählt. Wer kennt diese Erzählungen nicht!

Besonders stört mich dabei das althergebrachte Bild des Pathologen, das uns in eine Ecke mit den »Fleischhauern« stellt. Ganz kann ich diesen Vergleich nicht verstehen, auch wenn die Hygienemaßnahmen im Schlachthof genauso gut entwickelt sind wie in einer Prosektur. In Wirklichkeit trennt die beiden Berufe mehr, als es den Anschein hat. Pathologen liefern keine »herzhaften, saftigen Gustostücke zum Braten, Grillen oder Kochen«. Der Metzger wiederum ist nicht daran interessiert, am toten Tier Krankheiten nachzuspüren – bei ihm landen nur Gesunde! Offensichtlich besteht die Analogie nur darin, dass beide einen toten Körper eröffnen. Die Art der Bearbeitung unterscheidet uns ebenso, denn während der Fleischergehilfe klar definierte Muskelpakete entnimmt, obliegen den Pathologen detaillierte Präparationen, um Todesursache und Krankheiten aufzudecken. Somit ist dieser Vergleich eigentlich weder für die Fleischhauer noch für die Pathologen zutreffend.

Überdies arbeiten Pathologen im Verborgenen, keiner kennt uns, lediglich die »dunklen« Seiten unseres Berufes faszinieren. Die »hellen« Seiten, wo wir für Lebende entscheidende Diagnosen stellen, werden meist gar nicht wahrgenommen. Vielleicht will man sie auch nicht sehen, denn das Skurrile, Abstoßende zieht mehr in den Bann, ganz wie bei einem Horrorfilm. Viel hat dies mit der Schilderung des realen Alltags aber nicht zu tun.

Wir sind also im Hintergrund tätig, verrichten wie einst die Hohenpriester Ägyptens unseren Dienst abseits der Öffentlichkeit im Stillen, umwoben von sagenhaften Gräuelgeschichten, die einen glauben machen sollen, dass wir »postmortale Besserwisser« nichts anderes zu tun haben, als Leberkässemmeln beim Obduzieren zu verzehren, danach lässig den Tschickstummel in die Leiche zu werfen und die blutig-fettigen Finger sauber zu schlecken. Je versteckter wir sind, desto deftiger werden diese mystischen Erzählungen.

Den Tod darf man ja auch nicht sehen! Empörung brodelt auf, wenn ein Sarg über den Gang geschoben wird. Die Pathologie und ihre Vertreter erinnern an den Tod, dessen man nicht gewahr werden möchte. So kommt es, dass wir unser Geschäft oft unter Tage durchführen müssen. Institute für Pathologie sind daher nicht selten im Keller versteckt, am besten noch in einem eigenen Pavillon. Alle Hinweisschilder vermeiden es, den Weg zur Pathologie anzugeben. Zugegebenermaßen ist die Lokalisation der Prosektur neben dem Eingang in ein Spital, wo Rettungswagen mit Leichenwagen zusammentreffen, ein nicht besonders glücklicher Umstand. Angesichts der schwarzen Limousinen fördert dieser Eindruck nicht unbedingt das Vertrauen der ambulanten Patienten oder der Besucher in die ärztliche Heilkunst.

Zusätzlich wird in den Medien der Pathologe gerne mit dem Gerichtsmediziner verwechselt. Zum einen wird der »*forensic pathologist*«in angloamerikanischen Serien fälschlicherweise

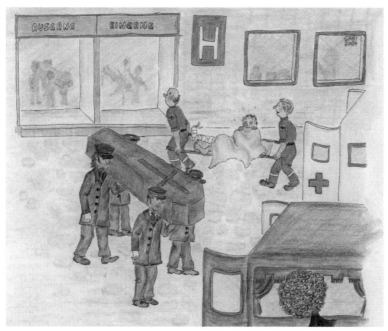

Abb.1: »Bin ich da richtig?«

schlicht mit »Pathologe« ins Deutsche übertragen und »gerichtlich« (engl.: *forensic*) weggelassen. Aber auch in deutschsprachigen Episodenfilmen werden der Gerichtsmediziner und der Pathologe gern in einen Topf geworfen. Vor einigen Jahren wurde in einem Film ein Pathologe so skizziert, wie er den allgemeinen Vorstellungen entspricht. Da man sich offensichtlich nicht vorstellen kann, dass die Arbeit mit Toten keine Spuren hinterlässt, wurden dieser Filmfigur allerlei eigentümliche Verhaltensweisen angedichtet, die unseren Beruf in einem sehr schrägen Licht darstellten. Auch Hans Bankl nährte dieses Bild in seinen Büchern teilweise, wenn er zum Beispiel im posthum erschienenen Band schreibt: »Wann bekommt man einen Pathologen oder Gerichtsmediziner zu Gesicht – wenn man tot ist!«

Diese Vermengung zweier verschiedener Berufe ist aber nicht anders, als würde man einen Internisten als Gynäkologen bezeichnen. Korrekterweise hätte daher mein Kollege Hans Bankl, der jener Generation angehörte, die ihren Schwerpunkt im Seziersaal hatte, den »Anatomen« an der Seite des Rechtsmediziners nennen müssen. Die Hauptaufgaben des Anatomen sind nämlich neben der Wissenschaft die Sektion und Präparation von Verstorbenen für die Lehre. In früheren Tagen stellte der anatomisch tätige Arzt aber auch krankhafte Veränderungen fest, was letztlich zur Entwicklung der »pathologischen Anatomie« als eigene Fachrichtung führte. Die Pathologie ging daher direkt aus der Anatomie hervor und war zunächst ebenso auf Obduktionen beschränkt. So wurden systematisch krankhafte Organveränderungen an Verstorbenen erfasst.

Die nächste Reifungsstufe wurde durch einen genialen Gedanken von J. B. Morgagni bewirkt. Er stellte einen Zusammenhang zwischen pathologischen Befunden an Organen und klinischen Symptomen her. Aus diesem Grund wird er auch als der »Vater« unseres Faches bezeichnet. Große Mediziner wie Morgagni, Rokitansky, Auenbrugger, Škoda begründeten mit ihrer Arbeit die Basis für die heutige diagnostische Medizin. Andere Persönlichkeiten, unter ihnen Bichat und Virchow, erkannten darüber hinaus die Bedeutung der Zelle, deren Veränderungen mithilfe des Mikroskops sichtbar gemacht werden konnten und können. So kam es mit den Jahrhunderten zu einer Wandlung unserer Profession von einer rein makroskopisch (Betrachtung mit bloßem Auge) orientierten Tätigkeit an der Leiche hin zu einer dominant feingeweblichen (histologischen) Diagnostik am Lebenden. Kaum eineinhalb Jahrzehnte zurück wählten daher viele deutschsprachige Institute die Bezeichnung »Klinische Pathologie«, um diesem Umstand Rechnung zu tragen. Heute arbeiten wir mehrheitlich für ambulante und stationäre Patienten und unsere Diagnosen haben unmittelbar auf deren Therapie Einfluss.

Nun wird also die Arbeit des Pathologen weitläufig verkannt. Was tun? Die allgemeine Meinung so belassen? Nein!

Viele meiner Kollegen, auch unsere Fachgesellschaft, sehen dies ebenso und versuchen durch Öffentlichkeitsarbeit das moderne Aufgabengebiet der Pathologen weiter zu verbreiten und es unter die Menschen zu bringen – denn wir sind für die Lebenden wichtiger, als viele meinen!

Als unbedeutender Pathologe mit sehr beschränkten Mitteln und Einfluss wollte ich aber ebenso meinen Beitrag leisten – allein aus Seelenhygiene. Wiederkehrende Erlebnisse wie die folgenden bedurften nämlich einer Reaktion:

»Was sind Sie denn von Beruf?«

»Pathologe.«

– »Oje, Sie Armer, da haben Sie ja nur mit Leichen zu tun!«

– »Igitt, wie grauslich, wie können Sie denn *so* einem Beruf nachgehen?«

– »Wahnsinn! Da zerlegen Sie ganze Menschen – oder? Los, erzählen Sie! Wie ist das, wenn man eine schöne Frau zerstückelt?«

Oder in der Schule:

»Was ist dein Papa von Beruf?«

»Mein Papa ist Pathologe.«

– »Pfui, grauslich, der schneidet ja tote Menschen auf!«

– »Können wir da mal zusehen, wenn er wie ein Fleischhauer die Leichen zerstückelt?«

So beschloss ich als Wandervortragender an den Volkshochschulen im Rahmen des Projektes »University meets public« Vorträge zur Tätigkeit der Pathologen oder zur Diagnose der Krebserkrankung zu halten. Meine Vorträge waren mäßig gut besucht, doch das verschworene Grüppchen der Anwesenden konnte nie genug Fragen stellen. Gerade der kleine Rahmen ermöglichte es allerdings den wenigen Teilnehmern, wie in einem »Privatissimum« ihr persönliches Informationsbedürfnis ausgiebig zu stillen.

Zu den allgemeinen Fragen über Krankheiten oder zur Routinearbeit der Pathologen gesellte sich aber auch die Neugierde, welch ein Mensch sich hinter dem Pathologen verbirgt. Nicht selten kam dabei eine recht interessante Diskussion zustande, die manchmal genauso lang dauerte wie der Vortrag selbst. Dabei bestätigte sich immer, dass das meiste Wissen über unsere Tätigkeit von Vorurteilen geprägt ist. So kann und konnte ich wenigstens im engen Kreis Aufklärung betreiben und die Broschüre unserer Fachgesellschaft in Umlauf bringen. Da, wie gesagt, kaum jemand um unsere wahre Tätigkeit weiß und das Bild oftmals in Film, Fernsehen, Zeitungen und Büchern etwas verzerrt ist, habe ich zusätzlich ein Webportal zur allgemeinen und authentischen Information (www.patho.info) eingerichtet.

Was tut der Pathologe nun wirklich? Genau das ist das Thema dieses Buches – ungeschminkt, ohne Sensationslüsternheit oder Verklärung.

Ist es eine Autobiografie? Klar und deutlich: »Nein!« Irgendwie haben sich die Geschichten schon ereignet, wurden von mir aber verfremdet, um weder Kollegen, noch Verstorbene oder Patienten zu diskreditieren. Manches haben andere erlebt und erzählt, manches entstammt meinem Gedächtnisschatz, manches meiner Fantasie. Wichtig war und ist mir die offene Erzählung, wie ein Pathologe sein Fach, seine Umgebung und seine Erlebnisse wahrnimmt und empfindet. Denn eine noch so gut geschriebene Informationsbroschüre kann niemals charakterisieren, was der Mensch, der hinter dieser Arbeit steht, denkt und fühlt.

Dieses Buch ist daher als eine Erzählung über alle Facetten eines fiktiven Pathologen mit wahrem Kern gedacht. Nicht mehr und auch nicht weniger. So ist es der Leitgedanke dieses Werkes, Erlebnisse und Erfahrungen aus sehr persönlicher Sicht zu berichten. Da viele Fragen meiner Hörer in den Volkshochschulen und meiner Studierenden gerade auf diese privaten Dinge zielten, traue ich mich nun, die Antworten auch in Buchform öffentlich zu machen. Daher liegt eine sehr subjektive Schilderung vor, die auf so manchen Pathologen zutreffen kann, naturgemäß aber nicht muss. Die erzählten Situationen sind nicht untypisch, wenn auch manche sehr ausgefallen sind. Dennoch bin ich überzeugt, dass die Schilderungen einen allgemeinen Einblick in den Alltag eines Pathologen geben.

Während ich die Fallbeispiele bis zur Unkenntlichkeit verfremdet habe (Ort, Zeit, Alter, Name ...), sind die Gefühle doch Teil meiner selbst. Während manche persönlichen Eindrücke sich bei mir mit der Zeit in ihrer Erlebnisqualität etwas geändert haben, ist einiges Grundsätzliches dennoch gleich geblieben. So würde ich z. B. nie meine Mutter oder andere Angehörige selbst obduzieren wollen. Auch ich war erleichtert, als ich erfuhr, dass der Schädel meiner Großmutter nicht eröffnet wurde. Tote Kinder stimmen mich immer traurig. Die vielen bösartigen Befunde, die ich täglich von zunehmend jünger werdenden Patienten im Mikroskop erhebe, machen mich betroffen und nachdenklich.

In den folgenden Kapiteln möchte ich Ihnen zunächst einen kleinen Eindruck von gerichtsmedizinischen Erlebnissen vermitteln, um Ihnen einen Vergleich zur Tätigkeit der Pathologie zu erleichtern. Anschließend werde ich aus dem Seziersaal der Pathologie erzählen und danach über das Obduktionswesen berichten. Es folgen Geschichten, die zeigen sollen, was Pathologen für die Lebenden leisten. Natürlich darf auch das Eigenartige und Außergewöhnliche seinen Platz finden und ebenso Bemerkenswertes über Pathologen angeführt werden: Ein Pathologe beispielsweise erhielt für die Entdeckung eines Keims sogar den Nobelpreis, ein anderer wiederum hat sich Einsteins Gehirn »unter den Nagel gerissen«!

Viele weitere Geschichten und auch Nachdenkliches erwarten Sie. Lassen Sie sich also entführen und begeben Sie sich mit mir gemeinsam auf eine Reise in die Welt der Pathologie. In eine Ihnen wohl nicht wirklich bekannte Realität mit Skurrilem, Banalem und Ungewöhnlichem.

Maden, Nutten und Mörder

Die Made im Auge

Ich betrete den kleinen, halbdunklen Hörsaal, der wie ein altes griechisches Theater aufgebaut ist: sektorenförmig mit ansteigendem Auditorium, die Bänke schmutzig-braun, vorn der Katheder. Unwissend lasse ich mich wie ein Streber in der ersten Reihe nieder. Da wispert ein Kommilitone von hinten: »Nicht ganz vorn – ich sag dir, gehe lieber nach hinten!« Altklug erwidere ich: »Nein, nein! Ich will alles genau sehen!«

Mit der berühmten akademischen Viertelstunde Verspätung betritt ein Prosekturgehilfe mit einem Leichentransporthubwagen im Schub den Hörsaal. Auf diesem eine dürre, ausgezehrte Leiche mit schmutzig-grünlichem Hautkolorit und fauligem Geruch, der sich sogleich intensivst im Raum verteilt. Einzelne Stimmen im mittlerweile halb gefüllten Vortragssaal äußern ein angewidertes »Ähhh«, sogar ein »Pfui« fällt in die angespannte Erwartungsstille. Der Wagen wird unmittelbar vor mir in Stellung gebracht. Der junge Mann ist gänzlich entkleidet, um seinen Hals windet sich ein 3 cm dickes Bastseil, das im Nacken einen Knoten aufweist. Die Haut wölbt sich wulstförmig um das Strangwerkzeug und zeigt mehrfach Unterblutungen. Die Zunge hängt aus dem geschlossenen Mund seitlich hervor, die Spitze ist schwärzlich verfärbt. Das Gesicht ist aufgedunsen, bläulich, aus der Nase quillt eingetrocknetes braunschwärzliches Sekret. Meine Neugierde lässt mich den mittlerweile erbärmlichen Gestank vergessen und ich beäuge den Körper in jedem Detail. Fast unmerklich ist nun ein hagerer 50-jähriger Mann zur Leiche getreten. Er trägt ein kariertes Hemd, das seitlich und hinten ein wenig aus der beige-braunen Hose herausgerutscht ist, die Hemdsärmel sind aufgekrempelt. Der Gürtel schief, der Hosenbund verrutscht, sodass der vordere Hosenknopf hervorlugt.

»Seh'n S', so schaut's aus, wenn man nimmer will!«, spricht der Mann mit finsterem Gesichtsausdruck. Die eine Hand hat er im Hosensack, mit der anderen zeigt er auf den Verstorbenen.

»A junger Mann, den man im Donaupark auf einem Baum baumelnd vorgefunden hat«, erfahren wir. Es ist einer jener seltenen Fälle des »typischen« Erhängens, wo der ganze Körper frei von einem Ast herunterhängt. Häufiger allerdings sei, so der Vortragende, das »atypische« Erhängen an Türschnallen, Fenstergittern oder Bettenden mit Sprossen. Die Beine hätten hierbei mehr oder weniger Kontakt mit dem Boden. Es genüge nämlich, dass lediglich der venöse Blutstrom vom Gehirn unterbrochen werde, um bewusstlos zu werden. Nach entsprechender Dauer der entstehenden Sauerstoffarmut führe dies zum Tod. Ein schwieriges und kraftaufwendiges Abdrücken der Arterien ist demnach nicht nötig. Daher könne auch eine zierliche Frau einen Mann erwürgen.

»Sie«, und er zeigt auf ein recht adrettes Mädel mit langen schwarzen Haaren und freundlich-lieblichen Gesichtszügen. Die junge Frau spreizt erschrocken die Lider derart auf, dass das Augenweiß stärker hervortritt.

»Richtig! Auch Sie können mit wenig Kraft einen Mann um die Ecke bringen! Verwöhnen Sie ihn, geben Sie ihm ein paar Bier, bis er einschläft, und würgen Sie ihn kräftig. Die Brachialgewalt ihrer zarten Arme reicht durchaus, um den venösen Blutstau auszulösen! Aber Achtung, meine Damen, Ausdauer müssen S' schon dabei beweisen, denn die Hypoxie (Sauerstoffarmut) muss lange genug andauern. Wollen Sie weniger Spuren hinterlassen, nehmen S' im Anschluss noch einen Polster und drücken S' ihn auf Nase und Mund – so haben übrigens auch mörderische Mütter ihre Kinder erstickt!« Die angesprochene Kollegin grinst mittlerweile etwas verlegen infolge der mörderischen Anleitung.

»So einfach is es aber dann doch wieder net! Wir sehen ja die entstandenen Erstickungsblutungen an den Augenbindehäuten und im Gesicht!« Mit einem satanischen Grinsen angesichts der zur Bewegungslosigkeit erstarrten Kollegin wendet sich der Vortragende wieder dem Erhängten zu. Er geht nun über zur Leichenuntersuchung, die er damit beginnt, dass er die Augenlider des Toten mit einer Pinzette vom Prosekturgehilfen anheben lässt.

»Na, also – da hamma's ja!«, erschallt seine nunmehr fast freudig erregte Stimme, die mit dem »Ja« eunuchoide Höhen erreicht.

»Kumman S', Hr. Seti, zeigen S' unser'm Publikum des Getier!« Gesagt, getan – der Helfer greift mit der Pinzette eine grauweißliche Made, zieht sie mit einer langsamen, bedächtigen Bewegung aus dem Auge und zeigt sie mit ausgestrecktem, angehobenem Arm dem Auditorium.

»Maden, meine Herrschaften, finden sich aber nicht nur bei Toten! So mancher Kollege hat da schon sein Wunder erlebt, wenn er unter die Strümpfe eines Sandlers blickte!«

Er intoniert danach eine Hymne auf die Wichtigkeit der Maden, die forensisch zur Bestimmung des Todeszeitpunktes, aber auch zur Mazeration (Skelettierung) von Knochen mit »Fleischresten« eingesetzt werden können. Bei Lebenden sind die Würmchen auch zur Verbesserung der Wundheilung nützlich. Die in die Wunde eingebrachten Schmarotzer fressen abgestorbenes Gewebe und entfernen damit einen guten Nährboden für Bakterien. Gut durchblutetes »Frischfleisch« bleibt dabei aber weitgehend unangetastet. So ernähren sich die Maden vom toten Gewebe an den Rändern schlecht heilender Geschwüre. Nach vollzogener »Arbeit« werden sie schließlich wieder aus der Wunde geholt.

Für das »Blankputzen« eines Knochens, der aus gerichtlichen Gründen als Beweis gesichert werden muss, sind die Maden auch deshalb sehr günstig, weil es keinen Winkel gibt, den sie nicht erreichen. Somit ist dies eine natürliche Methode der Mazeration, wo doch besonders im heutigen Biozeitalter auf Chemie verzichtet werden soll.

Der Vortragende erzählt von Forschungsaktivitäten eines Kollegen, der in seinem Dienstzimmer eine Madenzüchtung unterhielt. Seine wissenschaftlichen Untersuchungen waren wegbereitend für die genauere Feststellung des Todeszeitpunktes. Kollege Springer korrelierte Länge und Dicke mit dem Alter der Maden und zeigte, dass die von der jeweiligen Fliegenspezies abhängige Madenart bei der Eingrenzung eines Tatzeitraumes hilft.

Als Beispiel hören wir von einem Mord in einer Stadtrandsiedlung, der auf diese Weise geklärt werden konnte. Es handelte sich um einen Mann, dessen Körper mit einer Schussverletzung in einem der XL-Müllcontainer aufgefunden wurde. Er wies eine enorme Vielfalt und Menge an Maden auf. Das Alter der ältesten Fliegensprösslinge konnte aufgrund ihrer Länge und Dicke bestimmt werden, sodass nur eine bestimmte Tatwoche in Frage kam. In der betreffenden Woche waren aber lediglich zwei Tage regenfrei, d. h., nur an diesen hatten die Fliegen Gelegenheit zur Eiablage. Damit wurde der Tatzeitraum erheblich eingeengt. Die kriminalpolizeilichen Ermittlungen erbrachten schließlich, dass der fragliche Täter für diese beiden Tage kein plausibles Alibi aufweisen konnte.

Am Ende kehrt der Gerichtsmediziner wieder zum Erhängen zurück und erklärt, dass die klassische »*hangman fracture*« eigentlich nur bei Auffahrunfällen mit erheblicher Wucht gefunden werde. Selbst beim typischen Erhängen kommt eine derartige Fraktur kaum vor. Der Terminus »*hangman*«, der eine Assoziation zum Erhängen herstellt, entstammt den Modalitäten bei Hinrichtungen. Der Körper des Delinquenten sollte nicht allein durch das Eigengewicht in die Schlinge fallen, sondern ein beträchtlich schwerer Sandsack zog zusätzlich das Henkerseil empor – ein Szenario ähnlich einer Streckbank, nur in vertikaler Richtung.

Im Nu war die Stunde verstrichen. Ich fand mich hin- und hergerissen zwischen gebannter Faszination und nasenrümpfendem Ekel.

Blut und Strapse

Der Tag beginnt mit dem fauligen Geruch beim Eingang. Im Seziersaal angekommen sehe ich auf einer Wäscheleine, die quer durch den Raum gespannt ist, blutige Strapse, Seidenstrümpfe und ein rosa Unterhemd. Auf dem Seziertisch eine schlanke 22-jährige Frau mit wasserstoffblondem Haupthaar, verwischter Schminke und vollen Lippen. Auf ihrem Brustkorb zahlreiche schlitzförmige Einstiche. Neben dem Tisch Dozent Grau, der gerade die äußere Beschreibung durchführt. Hinter ihm die Sekretärin, die auf einer alten Schreibmaschine das Diktierte tippt: »Unterhalb der rechten Brust eine 2 cm lange, klaffende, spindelige Hautöffnung, die bei Sondierung ...« Doz. Grau greift zu einer Knopfsonde, die wie eine dünne Stricknadel aussieht, und führt diese über die Hautwunde tief in den Körper ein. Als er mit der Sonde nicht mehr weiter eindringen kann, umfasst er mit zwei Fingern der anderen Hand das Metallstück unmittelbar an der Haut und zieht dieses wieder aus dem Körper. Schließlich misst er die Länge dieses Abschnittes an einem Metalllineal ab, das am Beistelltisch liegt: »... die sich bei Sondierung 14 cm in den Körper einführen lässt.«

Was war passiert?
Ein Freier, ein 44-jähriger Mann, betrat ein einschlägiges Lokal in der Wiener Leopoldstadt. An der Bar bestellte er ein Krügel, und kaum hatte er Platz genommen, gesellte sich eine Blondine zu ihm. Man plauderte über Belangloses. Er lud sie auf ein Getränk ein.

»Du weißt schon! So wie immer!«, deutete sie dem Schankburschen. Dieser mixte ihr einen »Golden Globe«, einen Cocktail der Upper Class mit Sekt, Orangensaft und einem Schuss eines gelblichen Sirups. Quer über das Glas legte er eine geschälte Banane und steckte einen Zahnstocher mit golden glänzenden Büscheln in die gekrümmte Frucht. Zuletzt erhielt das große, bauchige Glas noch einen Sternenspritzer und einen goldenen Strohhalm.

Beide redeten, qualmten und tranken eine Zeit lang. Die aufreizend bekleidete Frau mit tiefem Dekolleté und ultrakurzem Minirock, der eher wie ein breiter Gürtel wirkte, berührte den zurückhaltenden Mann während ihres Smalltalks immer wieder am Oberschenkel, ließ ihre Hand für Momente auf seinem Bein liegen, bis sie wieder zur Zigarette griff. Ihre schlanken Beine wurden von feinen, glänzenden schwarzen Seidenstrümpfen verhüllt. Ihr rosa Top war leicht transparent, sodass die Brustwarzen hinter den Rüschen hervorblitzten.

Der so umgarnte Mann wurde zunehmend unruhiger, bestellte mittlerweile auch »Hartes«. Schon leicht illuminiert torkelte er gegen 23 Uhr mit der Barschönheit einen kurzen Gang entlang und begab sich auf ein im ersten Stock gelegenes Zimmer. Dort setzten sich die beiden auf den Bettrand und vereinbarten einen Preis für kommende Dienstleistungen der jungen Frau.

An der Bar nahm der Betrieb in der Zwischenzeit seinen üblichen Gang. Wenige Gäste, viele Mädchen, eher gedämpfte, leise Atmosphäre. Plötzlich vernahm der Barmixer eigenartige Schreie, die er nicht zuordnen konnte.

»Hearst du des?!«, fragte er einen der beiden an der Bar sitzenden »Peitscherlbuam«. »Woher kummt des?«

»Schau ma mal!«, erwiderte der mit einigen Goldketterln prunkvoll Geschmückte.

Zu dritt machten sich die Kraftprotze auf den Weg. Jeder von ihnen ein durchtrainierter Bodybuilder mit Solarium-gebräuntem Teint. Als sie zum Stiegenaufgang kamen, war bereits klar, dass in einem der Zimmer Lustvolles eher Bizarrem gewichen war. So beschleunigten sie ihre Schritte und flitzten, mehrere Stufen auf einmal nehmend, zum Ort des Geschehens. Mit lautem »Wos is do los!« donnerten die Stiere in das Zimmer. Am Bett hockte der Freier auf der blutüberströmten Frau, in seiner Rechten ein Springmesser, von dem das Blut tropfte.

Laut Zeugenaussage im Polizeiprotokoll soll der sich im Blutrausch Befindliche dann angesichts der drei Wutentbrannten vom Bett aufgesprungen, zum Fenster gelaufen und hinausgesprungen sein – wohlgemerkt, durch das geschlossene Fenster!

Die Obduktion der Frauenleiche ist mittlerweile abgeschlossen. Die Leiche des Freiers, der seinen Sturz aus dem Fenster nicht überlebt hat, liegt nur zwei Tische neben der Erstochenen. Doz. Grau ist nun auch hier bei der äußeren Besichtigung und beschreibt zahlreiche Blutunterlaufungen an Armen und Beinen, die vom Charakter her zu Griffspuren von Händen passen.

Doz. Grau sieht mich und fragt: »Kollege, was meinen Sie? Gesprungen oder gesprungen worden?«

Auf seine Frage lächle ich süffisant.

Der Besuch

Es ist 8 Uhr abends und ich sitze in meinem Zimmer, um den letzten Obduktionsbericht zu diktieren. Vor meinem Fenster häuft sich langsam der Schnee. Viele Stunden schon flocken die schönsten Schneekristalle zu Boden. Die Zimmertür steht offen. Die kleine Schreibtischlampe wirft einen winzigen Lichtkegel auf meinen Schreibtisch. Der restliche Raum ist dunkel. »Grottenolm« nennen mich meine Kollegen, weil ich so gern im Halbdunkeln sitze und arbeite.

Plötzlich höre ich ein lautes Krachen im Eingangsbereich des Institutes. Mein Zimmer liegt ebenerdig und ist nur wenige Schritte von der Eintrittspforte entfernt. Wer will um diese Zeit noch herein?, denke ich verwundert. Doch kaum habe ich michs versehen, steht bereits ein etwa 40-jähriger Mann mit einer bunten Zipfelmütze, die schief auf seinem Kopf hängt und dabei eines seiner Augen zur Hälfte abdeckt, im Türrahmen. Mit der einen Hand stützt er sich an der Holzzarge ab, in der anderen hält er eine geöffnete Bierflasche.

»Servas!«, entfährt es ihm, begleitet von einem kleinen Rülpser. »Wo is der Doc?«, fügt er hinzu.

»Zu wem wollen Sie?«, frage ich erstaunt und sehe ihn mit großen Augen an. Sein Gesicht kann ich kaum erkennen.
»Na zum Doc! Dem Rudl, mein best'n Freind.«
»Ja und warum suchen Sie Ihren Freund bei mir? Wir sind doch eine Prosektur!«
»Na genau! Da Rudl is ja tooooood. Verstehst, Burli?«
Mit ein paar torkelnden Schritten kommt er näher. Sein Gesicht tritt jetzt in den Halbschatten des Tischlichts. Es ist zerfurcht, die Nase knollig und rot angelaufen. »Rudi das Rentier« fällt mir als Bild dazu ein und es enthuscht mir ein Lächeln.
»Wos lochst denn, Oider?!«, grantelt der Eindringling und von der Zigarette in seinem Mundwinkel fällt ein 2 cm langer Aschestift zu Boden.
»Na, weil i net g'wusst hob, dass dei Freind tot is, verstehst?«, erwidere ich in meinem besten Wienerisch.
»Guat, passt! I wü jetzt zu earm!«
»Heut' nimmer! Morgen wird er von der Bestattung abg'holt und dann aufgebahrt. Dann kannst eam no amal seh'n!«
»Hearst, Burli! Ich wü earm ober jetzt aunschau'n!«
»Es sind keine Prosekturgehilfen mehr da und der Rudl liegt in der Kühlkammer, die kann i net aufsperren!«, antworte ich und deute ihm, er solle sich setzen.
Der Besucher stellt mit einer ruckartigen Bewegung die Bierflasche auf meinen Schreibtisch. Die Flasche wankt etwas und droht beinahe umzufallen. Ich greife hin, um ein Bierbad auf meinen Unterlagen zu vermeiden.
»Mogst an Schluck?«, rülpst und setzt sich.
Mit seinen im Zwickel gelb verfärbten Fingern greift er zur Zigarette, zieht kräftig daran und bläst mir den Rauch mitten ins Gesicht. Ich kneife meine Augen zusammen und wende den Kopf etwas ab.
»'tschuldige ... Er wor a so a guater Freind!«, beginnt er zu erzählen. Er schildert, wie die beiden um die Häuser gezogen seien und Rudl sich um ihn gekümmert habe. Immer habe er Zeit

gehabt und ihm Geld gegeben – und das, obwohl Rudl selbst arbeitslos gewesen sei. Theaterwissenschaft habe Rudl studiert und trotzdem keinen Job bekommen.

»Die Weiber ham earm ruiniert«, fährt er fort und leert mit einem tiefen Seufzer die Flasche in einem kräftigen Zug. »Den Hansl loss i dir! Du bist a leiwand!«

Mit einem »Nein, danke, i bin ja no im Dienst« lehne ich den verbliebenen Fingerhut des Hopfengebräus ab.

Nach einer Stunde des Jammerns und vielen Zigaretten, deren Reste er in der Bierflasche entsorgt, fragt er mich nochmals, ob er seinen Freund nicht doch noch sehen könne. Ich erinnere ihn, dass ich keinen Schlüssel zur Kühlkammer habe, und bitte ihn, sich bis zur Aufbahrung zu gedulden.

»Na guat, Burli. Dann loss i di wieder allan.«

Mit Mühe erhebt er sich vom Holzstuhl, indem er sich am Tisch und an der Rückenlehne abstützt. Schief reckt er sich in die Höhe, lässt den Tisch los und der Holzsessel kippt. Er selbst taumelt ein paar Schritte, fängt sich an meinem Bücherregal und rülpst.

Fast gleichzeitig springe ich auf und will ihn stützen.

»Geht scho! Morgen kum i wieder! Servas!«

Am nächsten Morgen erkundige ich mich bei den Gehilfen, welcher der Verstorbenen denn mit Vornamen »Rudolf« heiße. Ich erfahre, dass es sich um einen 33-jährigen Mann handelt, der von seiner Frau in der Badewanne tot aufgefunden worden war. Die Blutchemie habe einen Alkoholgehalt von 2,8 Promille erbracht. Die Obduktion hätte sonst nichts ergeben, lediglich die Fußfesseln hätten eigenartige braune Vertrocknungen aufgewiesen. Die Leiche wurde in einer 170 cm langen Wanne mit dem Kopf unter Wasser und den Knien an der Randkante vorgefunden, sodass die Unterschenkel abgewinkelt nach außen gehangen sind.

Ich ersuche die Herren eindringlich, ihre Augen offen zu halten, damit mein angekündigter Besuch nicht wieder unvermittelt bei mir in der Türe steht.

Der Vormittag verstreicht und knapp vor Mittag meldet sich eine Dame am Telefon, die sich als die Ehefrau von Rudolf vorstellt. Auch sie möchte ihren Mann nochmals sehen. Ich weise darauf hin, dass dies im Institut nicht möglich sei und sie bei der Aufbahrung die Gelegenheit hätte, von ihm Abschied zu nehmen. Weinend versucht sie mich umzustimmen. Sie hänge doch so an Rudi und müsse ihn unbedingt noch einmal sehen. Ich versuche sie zu beruhigen und schildere ihr, dass wir gar keine passende Räumlichkeit dafür besitzen. Mit einiger Mühe gelingt es mir, Verständnis zu erreichen, und ich beende das Telefonat mit einem Kopfschütteln.

Fast eine halbe Stunde später läutet abermals das Telefon. Es ist einer der Prosekturgehilfen. Mit aufgeregter Stimme berichtet er, dass eine Frau vor dem Seziersaal stehe und bereits handgreiflich Einlass begehre. Sein Kollege hätte Probleme, die Frau mit regulären Mitteln festzuhalten.

Ich stürze die Stufen hinauf und finde eine Frau, die den Gehilfen mit beiden Armen wegstößt und zur Seite zu schieben versucht. Ich greife ihr von hinten auf die Schulter und fauche: »Was wollen Sie denn?«

Erschrocken dreht sie sich um. Ich stelle mich ihr als diensthabender Arzt vor und verlange eine Erklärung für ihr befremdendes Verhalten.

»Ich bin die Ehefrau von Rudolf! Ich will ihn noch einmal sehen! Ich will ihm einen Abschiedskuss geben!«

»Wir haben doch gerade telefoniert!?«

»Wir beide!? Sicher nicht!«, reagiert sie empört.

Als ich ihr schildere, gerade mit einer Ehefrau von Rudi telefoniert zu haben, lacht sie schallend auf.

»Das war sicher die Doris, die Schlampe! Die ist nur die Lebensgefährtin! Die braucht gar nicht kommen, weil sonst kratz' ich ihr die Augen aus!«, blast sie mir bebend vor Zorn entgegen.

Ich erkläre ihr, mich in den privaten Verhältnissen von Rudolf nicht auszukennen, und weise darauf hin, dass weder sie noch die Lebensgefährtin die Möglichkeit haben, auf diesem Institut von »ihrem« Rudolf Abschied zu nehmen. Wieder bedarf es Minuten der Überzeugung, bis sich die renitente Dame aus dem Haus führen lässt.

Anschließend berichte ich dem Vorstand über die Vorkommnisse, die er mit Kopfschütteln und Lachen über die Skurrilität der Situation um diesen Toten quittiert.

Einige Tage später erfahre ich, dass Rudolfs Lebensgefährtin Doris verhaftet worden ist. Bei der Befragung durch die Kriminalpolizei hatte sie sich mehr und mehr in Widersprüche verstrickt und den Ablauf, wie sie Rudi in der Badewanne aufgefunden habe, immer völlig anders erzählt. Nach einem mehrstündigen Verhör gab sie schließlich zu, dass dem »Erkältungsbad« ein heftiger Streit vorangegangen sei. Sie gab zu Protokoll, dass er mit seinen Kumpeln ständig in den Wirtshäusern herumgelungert sei, die Zeche für die anderen bezahlt und sich nie wirklich um Arbeit bemüht habe. Als immer mehr Mahnungen ins Haus flatterten, sei es immer häufiger zu Streit gekommen. Seine lässige Art, die finanziellen Sorgen als banal abzutun, habe sie in Rage gebracht.

Rudi sei an besagtem Abend erneut mit einem leichten Schwips nach Hause gekommen, und als er sie im Streit geohrfeigt habe, beschloss sie, ihrem Leiden ein Ende zu setzen. Ruhig und gelassen machte sie ihm ein eindeutig zweideutiges Angebot, allerdings mit der Auflage, dass er zuerst baden müsse. Als Aperitif gab sie ihm ein Bier mit Korn, wobei er sich gleich ein paar Schnäpse mehr gönnte. Weil er erkältet gewesen sei, habe sie ihm Tropfen gegen seinen Reizhusten verabreicht. Dieses Medikament enthielt, so die Ausführungen eines Sachverständigen, Codein – eine Substanz, die zu den einfachen Suchtmitteln zählt und in höherer Dosis in Kombination mit Alkohol atemdämpfend und ermüdend wirkt. Dieser Umstand unterstützte das nun folgende Szenario in seiner Einfachheit. Nachdem der alkoholisierte Mann in dem wärmenden Bad eingeschlafen war, schlich sie in den Raum, umfasste mit beiden Händen seine Knöchel und zog die Beine in die Höhe, bis der Kopf unter Wasser war. Die Gegenwehr sei gering gewesen, er habe lediglich eine Minute gezappelt, bis der Körper regungslos wurde.

Die braunen Vertrocknungen an den beiden Fesseln ergeben nunmehr auch ihren Sinn. Die Reibung zwischen den Händen der Frau und den strampelnden Beinen des Mannes hatte ein Abwetzen der obersten Hornschicht der Haut zur Folge. Dieses hier nicht kosmetisch bedingte »Peeling« verdünnte die Haut, sodass das enthaltene Gewebswasser an diesen Stellen nach dem Tod schneller und leichter abdunstete. Dies führte zu einer Eintrocknung, die sich gegenüber der Umgebung als braune Verfärbung abhob.

Autoerotik und Selbstmord

Vieles wird unternommen, um das private Vergnügen zu potenzieren. Im Sexleben zählt der bewusst verursachte Sauerstoffmangel offenbar zu den beliebten Dingen. Man sucht nach purem Vergnügen, indem die Atemaufnahme des Partners durch Drosseln oder Würgen behindert wird. Einsame Freude zu erlangen wird versucht, indem Würgeschlingen angelegt oder Plastiksäcke über den Kopf gestülpt werden – Aktionen, die leider manchmal in die ewige Glückseligkeit führen.

Es war ein üblicher Lokalaugenschein, zu dem wir bestellt wurden, um mögliches Fremdverschulden abzuklären. In einer kleinen Gemeinde war ein 25-jähriger Mann erhängt aufgefunden worden. Als wir bei dem Einfamilienhaus in einer Randsiedlung ankamen, warteten bereits die Polizisten auf uns. Über eine Holzstiege gelangten wir in den ersten Stock, wo eine schmale Wendeltreppe zum Dachboden führte. In dem muffig riechenden, dunklen Raum baumelte der junge Mann an einem 9-fach gewundenen Strickseil, das an einem hölzernen Querbalken fixiert war.

Sein blau angelaufener Kopf war zur Seite gefallen, die Zunge hing ihm aus dem Mund, die Zungenspitze bräunlich verfärbt und krustig. Am Oberkörper der zarte Hauch eines schwarzen Negligés, um die Taille ein gleichfarbiger, aus Spitze bestehender Strapsgürtel, dessen zarte Bänder eine kesse kleine Masche aufwiesen, um die Strumpfknöpfe zu verdecken. An den Beinen von Urin durchnässte schwarze Netzstrümpfe. Am Boden eine Urinlacke und bräunliche Fäkalien, die den Körper genau wie die Seele im Todesmoment verlassen hatten. Direkt unter seinen Beinen hochhackige Pumps, natürlich schwarz, und ein dreibeiniger, umgestürzter Hocker. Am Boden, chaotisch verteilt, zahlreiche aufgeschlagene Magazine und Fotos mit pornografischen Bildern, die in seiner Blickrichtung lagen. Aufmerksamkeit erregte insbesondere ein 2 x A3 großes Poster mit dem Akt eines Playmates des Monats, das wie ein Zentralgestirn die Mitte der erotischen Bilderlandschaft einnahm.

Nach zahlreichen Fotoaufnahmen der Auffindungssituation wurde beschlossen, den Strick, der den Leichnam hielt, zu durchtrennen. Drei Mann umklammerten und stützten den toten Erotomanen und ein weiterer kletterte auf eine Leiter, um das Seil zu durchschneiden. Vorsichtig wurde der Körper zu Boden gelassen. Ein Blick auf die Beine ließ uns wissen, dass die Totenflecken rund um das gesamte Bein entwickelt waren. Somit war klar, dass der Tod während des Hängens eingetreten und der Körper später nicht mehr »verortet« worden war. Die Totenflecken wären sonst anders gelagert gewesen.

Mein Kollege hatte inzwischen die Strangmarke inspiziert, die sich als blutunterlaufen mit einzelnen umgebenden, flohstichartigen Blutungen erwies. Auch stieg die Abdruckspur des Seils im Genick zu den Ohren hinauf und verlor sich im Nichts. Somit konnte ein Drosselungsakt durch eine dritte Hand ausgeschlossen werden, da die Strangmarke sonst zirkulär um den Hals hätte laufen müssen. So mancher Täter hat sich schon geirrt, als er dachte, er könnte die Tat durch Erhängen einer Leiche nach der Tötung mit einem Drosselwerkzeug (BHs oder Strümpfe sind dabei ebenso gebräuchlich) verschleiern.

Nach weiteren Untersuchungen an der Leiche äußerten wir gegenüber der Polizei, dass zunächst keinerlei Fremdverschulden vermutet werden könne. Als Arbeitshypothese vor der Obduktion gingen wir davon aus, dass der junge Mann sich durch eine leichte Strangulation einen »höherwertigen« Orgasmus verschaffen wollte. Die Vermutung lag nahe, dass er in die Knie ging, damit sich die Schlinge um seinen Hals verfestigte, womit er die Blutzufuhr in das Gehirn reduzierte und so bei gleichzeitiger »Handarbeit« sein Lustempfinden steigern konnte. Offenbar war die Verzückung diesmal derart, dass der Hocker durch die Heftigkeit seiner Bewegungen umfiel und ein erhoffter wahrhaft göttlicher Schuss ins Nirwana führte. Da kein Abschiedsbrief vorlag, war die Option Selbstmord grundsätzlich unwahrscheinlich.

***

Auch sich selbst zu richten, kann mitunter ungewöhnliche Formen annehmen. So etwa im traurigen Fall eines 19-Jährigen, der meinte, sein Leben sei keinen Pfifferling mehr wert, nachdem seine Angebetete ihn verlassen hatte. Als Elektrotechniker beschloss er daher, als menschliche Variante einer mit Strom zu versorgenden Halbleiterplatte zu fungieren. Er schaltete eine Zeitschaltuhr zwischen eine Steckdose und zwei Elektrokabel, eine Litze führte er sich tief in den After ein, die andere nahm er in den Mund. Er selbst legte sich in einen orangen Müllsack und trank zuvor einen Cocktail aus Schlaftabletten.

In seinem Abschiedsbrief meinte er noch, dass es ihm leid täte, seiner Freundin nochmals Umstände zu bereiten. Doch wenigstens habe er an den Mistsack gedacht, damit die Bettwäsche nicht schmutzig werde ... Um 4 Uhr morgens gab der Timer den Stromfluss frei.

***

Ein anderes Beispiel: Ein fast genauso junger Mann verursachte einen harmlosen Verkehrsunfall, der lediglich zu einem Blechschaden führte. Aber sein Auto war halt sein größter Stolz. Er pflegte es innig, polierte es jedes Wochenende. Nur das Beste war gut genug: Alufelgen, Niederquerschnittreifen, Spoiler und zur Krönung ein Lackstyling auf der Motorhaube in Form eines Pumakopfes mit aufgerissenem Maul, das ihn satte 2000 Euro gekostet hatte.

Eines Abends geriet er auf der Heimfahrt von der Disco in einer Kurve ins Schleudern und touchierte mit der rechten Flanke einen Baum. Die Besichtigung des Schadens dürfte sein Autofahrer-Herz derart gebrochen haben, dass er zu dem in Sichtweite gelegenen Vorortebahnhof marschierte und sich quer über die Geleise legte. Der Güterzug um 21 Uhr fuhr wie gewohnt mit unvermindertem Tempo zwischen den Bahnsteigen hindurch. Kurz nach dem beschrankten Übergang trat unversehens der quer liegende Körper des jungen Mannes in das Licht der Lokscheinwerfer. Eine Notbremsung konnte nicht verhindern, dass der Körper mehrfach tonnenschwer überrollt wurde.

Als ich den Leichnam des jungen Mannes sah, verstand ich, warum unsere Hautärzte so stolz auf das größte Organ des Menschen sind. Der Zug hatte ihn mit einem Radsatz in der Mitte der Unterschenkel erfasst, die andere Lauffläche spiegelte sich in der Höhe seiner Brustwarzen wider. Die Räder hatten alle darunter befindlichen Organe zerquetscht, besser gesagt atomisiert. Selbst der Knochen war zu Pulver zerstampft. Nur die Haut – sie war weitgehend intakt geblieben. Lediglich ein geradliniger Riss zwischen der Schulter und einer der Brustwarzen fiel auf. Durch diesen Schlitz erkannte ich weder Herz noch Lunge: nichts als ein schlammiges Gemisch einer unförmigen Masse.

***

Eine andere Vorgangsweise, derer sich vor allem Männer gerne zur Selbsttötung bedienen, ist der Gebrauch von Schusswaffen. Während sich die einen durch die simple Verwendung einer Schrotflinte vom Mund aus das Hinterhaupt wegkatapultieren oder »nur« glatte Durchschüsse quer durch die Hirnhemisphären produzieren, bevorzugen andere größere Sicherheit.

Ein Mann in mittleren Jahren war nach der Scheidung in den Strudel einer negativen Spirale geraten. Die finanzielle Abfindung seiner Frau, der 50 Prozent des gemeinsam errichteten Hauses zustanden, und die Alimente für drei Kinder belasteten sein Konto schwer. Die Ersparnisse wurden ja ebenfalls durch zwei geteilt, sodass er einen Kredit aufnehmen musste. In all seinem Leid trank er zu viel, um seine Sorgen gleichsam wegzuspülen. Und es kam, wie es kommen musste: Er verursachte einen schweren Verkehrsunfall mit einem Verletzten. Das Gericht verurteilte ihn zu einer hohen Geldstrafe, die Haftpflichtversicherung forderte das Schadensgeld zurück, weil er alkoholisiert am Steuer gesessen hatte. Der Führerschein wurde ihm abgenommen, damit war auch sein Job als Autobusfahrer kurz nach dem Strafverfahren Geschichte.

Als das Pflegschaftsgericht ihm schließlich als Besuchsrecht seiner Kinder nur einen Tag pro Monat zubilligte, fand er sich verloren. Alleine mit all seinen Problemen traf er den Entschluss, sich auf die verlässlichste Art das Leben zu nehmen: Er stieg, wie so oft, vom nahe gelegenen Rinderkogel mit seinem Paragleiter in die Lüfte und schoss sich, am höchsten Punkt angelangt, mit seiner »Glock«-Pistole in die Stirn.

***

Frauen halten meist wenig von derart actionreichen Eigentötungen und wählen oft einen stillen Weg.

An einem nebeligen Novembertag kam ich zur Beschau einer 28-jährigen Krankenschwester. Sie wohnte in einem kleinen Single-Appartement, das liebevoll mit vielen Pflanzen und Kuscheltieren ausgestattet war. In dem Bücherregal standen Kriminalromane, Bücher von meinem Kollegen Hans Bankl und natürlich Pflegeliteratur. In der Mitte des Zimmers saß sie in einem Ohrensessel, daneben ein Beistelltischchen. Auf diesem ein Abschiedsbrief, der mit fein säuberlicher Schrift ihre Probleme mit sich und der Umwelt auflistete. Daneben ein leeres Glas und einige aufgebrochene Ampullen eines Medikaments. Scheinbar entspannt lag sie mit dem Kopf zur Seite, die Beine weit von sich gestreckt, in beiden Ohren die Hörstöpsel ihres Walkmans. Darin eine CD von Falco, wobei das Lied »*Out of the dark*« zum permanenten Abspielen eingestellt war.

Am Weg in die Prosektur dachte ich mir: Schade um sie! Schade, dass niemand in ihrer Umgebung erkannt hat, wie viel Hilfe sie nötig hatte. Für mich war der Tag gelaufen – Bitterkeit ließ meine Mundwinkel sinken. Der Inhalt des Abschiedsbriefes ging mir noch lange durch den Kopf und löste viele Fragen bei mir aus: Warum missachten wir uns selbst und andere? Warum ist uns Materielles wichtiger geworden als zwischenmenschliche Beziehungen? Ich weiß es nicht!

Bei ihrer Obduktion habe ich Blut und Urin sowie ein winziges Stück des Gehirns zur chemischen Analyse entnommen. Ansonsten waren ihre Organe die einer jungen Frau: unauffällig. Schrecklich, oder nicht?

Hades und Orkus

8:30 Uhr morgens. Mein erster Tag im Hades.
»Hades? Wo soll ich da hingehen?«, frage ich meine Kollegin, die mir erzählt, dass die Prosektur nach dem griechischen Gott der Unterwelt bzw. dem Ort der Toten so genannt werde. Kurz erläutert sie mir den Weg. Die Beschreibung wirkt aber ziemlich verwirrend auf mich. Also fahre ich in den »Orkus«, wie sie sagt. Wieder so ein fremdes Wort, das bei den Römern für den Abgrund, das Totenreich oder die Unterwelt verwendet wurde. Unten angelangt folge ich einem Pfeil durch eine große blaue Doppeltür. Danach gehe ich mit einem mulmigen Gefühl im Bauch den Gang entlang. Orange dominiert die 3. Ebene, jene Ebene, die eigentlich Keller heißen sollte, denn wir befinden uns untertags. Wo muss ich nun hin? Rechts – links? Ah, da kommt jemand!

»Entschuldigen Sie, ich bin der neue Assistent, der dem Seziersaal zugeteilt ist – wo finde ich denn den?«

»In den Hades woll'n S' – na dann g'rad durch die orange Tür, dann links in die Männergarderobe, über die Schleuse, dann wieder links und dann rechts. Und zieh'n Sie sich was G'scheites an – net so wie die Kliniker, ganz in Weiß.«

»Danke!«, rufe ich dem mit einem mechanikerblauen Overall bekleideten Mann nach, der darauf, wieder im schönsten Wienerisch, erwidert: »Viel Spaß mit die Leicherln – heut' san g'nug da!«

Etwas verwirrt angesichts der geschilderten Links-Rechts-Kombination wandle ich in die Garderobe, ziehe mir die sandbraune Garnitur über, die aus einem kurzärmeligen T-Shirt und einer Kordelhose besteht. Am linken Oberrand ein neckischer Schlitz, wo aus den beiden oben offenen Enden die Bindschnur austritt. Ich ziehe die Schnur straff, mache einen Knopf und streife das durch Stärke steife und kratzige, sackartige Shirt darüber. Um die Ecke des L-förmigen Raumes befindet sich eine 10 cm hohe, blau markierte Stufe, die den »reinen« vom »unreinen« Teil des Raumes trennt. Dahinter sind in einem Regal teils giftgrüne, teils weißlich-vergilbte Töffler aufgeschlichtet. In diesen befinden sich ausgebleichte, am Rand schwärzliche Einlagen. Etliche dieser Fußtreter sind an der Hinterseite mit schwarzem Filzstift mit Namen versehen: Dolo, Sigi, Bärli und »Finger weg« steht hier zu lesen. Mit einem Lächeln über die »Finger weg«-Schuhe entscheide ich mich für ein blassgelbes Paar ohne Namenszug. Mit quietschend-quatschigen Knirschgeräuschen mache ich mich auf den Weg zur nächsten Türe.

Durch diese dringt ein Höllenlärm – ein schleifend-sägendes Geräusch, als würde ein Baum umgeschnitten. Ich öffne die Tür, der Lärm quält mein Trommelfell, es dröhnt mächtig in den Ohren – furchtbar! Wegen des Lärms kneife ich kurz meine Augen zusammen, blicke in den Raum mit orangen Wänden und einer grellen gelblichen Beleuchtung. Keine Fenster. Darin sechs ovale Nirosta-Tische, auf dreien davon leblose Körper. An einem steht ein fast 2 m großer Mann mit rasiertem Kahlkopf. Er beugt sich über den auf dem Tisch liegenden Menschen, sein Rundrücken wirkt wie ein Katzenbuckel. Der lange grüne OP-Mantel, den er um den Bauch gebunden hat, reicht ihm gerade bis zum Knie. Darunter trägt er eine weiße Hose – für mich das Signal: der Prosektor!

»Guten Morgen! Ich bin der Neue.«

»Ja, gut! Gehen Sie zur Kollegin und schau'n S' amal zu.«

»Danke!«

Ich gehe also zum Nachbartisch, stelle mich erneut vor. Die Kollegin arbeitet schon länger im Seziersaal und die Handgriffe sitzen. Flink führt sie die Klingen und erklärt mir, worauf es ankommt. Erschrocken nehme ich zur Kenntnis, dass ich wahrscheinlich schon morgen selbst Hand anlegen würde müssen.

Nach der Obduktion des an einer Blutvergiftung Verstorbenen erklärt sie mir, wie ich das Protokoll zu diktieren habe. Zunächst werden die Todesursache und das Grundleiden angeführt. Danach werden alle erhobenen Diagnosen aufgelistet. Den Totenschein unterschreibt der Prosektor oder – wie sie verzückt meint – der »Hades-Chef«. Um den bürokratischen Teil abzuschließen, wird noch ein »Schwafelprotokoll« angefertigt. Dabei handelt es sich um die ausführliche Beschreibung der gesehenen Befunde. Sie gibt mir als Beispiel einer Diagnose die »Arteriosklerose«. Die Beschreibung dazu kann lauten: »Eine Arterie mit verhärteter, teils verkalkter Wandung und polsterartigen Plaques, die fokal geschwürig aufgebrochen sind.« Zur Unterstützung erhalte ich einige Musterprotokolle. So vergeht mein erster Tag und ich harre der weiteren Ereignisse.

Heiliger Abend

Es sollte der Abend des Kerzenscheins, des Duftes nach Tannennadeln, Wunderkerzen und Bienenwachs werden – doch es kam anders! Es war früher Nachmittag, als ich nach der hausinternen Weihnachtsfeier den Saal betrat. Kurtl, einer unserer Herren, kam mir entgegen und strahlte mich an: »Ah, der flinke Herr Doktor! Guten Tag! Fein, dass Sie heute dran sind – na da wer' ma bald fertig sein!«

»Is viel los?«, fragte ich.

»Nein, nur ein Unfall, der Staatsanwalt hat's aber schon freigegeben.«

Ein Unfallopfer – das ist selten, denn meist handelt es sich um Fremdverschulden, sodass der Verstorbene von Gerichtsmedizinern obduziert werden muss. Na gut, denke ich mir und gehe zur Leiche, um sie in Augenschein zu nehmen. Als ich näher komme, stockt mir der Atem – eine Schwangere! O Gott!

Sie liegt auf dem silbernen Hadesbett, der Hinterkopf ganz am Ende, ihre langen, dunklen Haare hängen über den Obduktionstisch hinaus nach unten. Ihr Gesicht ist zierlich, die Wangenknochen springen zart hervor, der Mund leicht geöffnet –

aus einem der Mundwinkel zieht sich eine getrocknete blutige Abrinnspur über den filigranen Hals. Ich stehe vor dieser jungen Frau und starre ihr ins Gesicht, lasse meinen Blick über ihre zierlichen Gesichtszüge schweifen. Wer war sie? Hatte sie es verdient, so früh sterben zu müssen? – Nie und nimmer! Gibt es einen Gott, der so etwas zulässt? Fassungslos schwenkt mein Blick auf ihren Bauch, der sich kugelig emporhebt und weißliche Dehnungsstreifen aufweist. Warum nur?, frage ich mich und berühre mit meinen Fingerspitzen ihren Bauch – die Kälte lässt mich erschauern, Gänsehaut läuft mir vom Nacken über den Rücken. Wie kann so etwas ...

»Na, Herr Doktor, schad' um des Mädel, oder was meinen Sie!«, schallt es von hinten auf mich ein und ich zucke zusammen.

»Ja, schon«, kommt es leise und gequält aus meinem Mund.

»Hier, die Obduktionsanweisung!«

Peter reicht mir das gelbe Blatt, das alle Verstorbenen begleitet. Darauf steht zu lesen: »VU – Kollision mit Straßenbahn. SHT, unter Reanimationsbedingungen aufgenommen, CT SABL. Todesursache Kind?«

Damit ist alles klar: Die junge Frau ist infolge eines Verkehrsunfalls verstorben, weil das schwere Schädel-Hirn-Trauma eine Blutung im Bereich der weichen Hirnhaut verursacht hat. Im Rahmen der Obduktion soll nun die Todesursache des Kindes ermittelt werden.

Ich frage mich, ob dies wirklich notwendig ist, erfahre aber, dass wir den Gesetzesauftrag erfüllen müssen.

»Es ist notwendig, die Sachlage zu klären – dafür sind wir ja da!«, mokiert sich der »Hades-Chef« über meine Nachfrage.

Dennoch! Ich habe kein gutes Gefühl im Bauch.

So schiebe ich das kleine Rolltischchen mit den Schneidinstrumenten zu mir, greife nach dem Knorpelmesser, wickle es aus dem schiefergrauen, zellstoffartigen Papier, drehe mich zum Körper und setze die Klinge an der rechten Schulter am Kopf des Oberarms flach an. Mit einem kurzen Druck zerteile ich die Haut und ziehe das Messer in einem leichten Bogen zur anderen Seite. Die Wunde klafft auseinander, das gelbe Fett kommt zum Vorschein – kein Blut. Nun führe ich einen weiteren Schnitt, beginnend in der Mitte des Bogens, parallel zum Körper über dem Brustbein zum Bauch. Ich schneide am Bauch nur in geringer Tiefe, um die Bauchhöhle nicht gleich zu eröffnen, ziehe mit einem Linksschwung am Nabel vorbei und ende am Schambein. Vorsichtig schlitze ich in der Magengrube die Bauchdecke auf und plötzlich strömt, wie aus einer Quelle, das Bauchwasser aus der Körperhöhle, zunächst empor, um dann den Flanken entlang auf den Tisch zu plätschern. Diese leicht gelbliche, an einen dünnen Urin erinnernde Flüssigkeit ist ein wenig rötliches Blut beigemischt. Schließlich durchdringe ich alle Bauchschichten entlang des restlichen Oberflächenschnitts.

O Gott! Der Kopf des Kindes! Er liegt knapp unterhalb der Bauchmuskulatur. Die Gebärmutter ist weit aufgerissen, die Ränder franzelig, frei in der Flüssigkeit flottierend. Daraus herauswölbend stülpt sich der Kopf mit den Schultern in den Bauchraum.

Ich halte inne. Schaue nach rechts auf die Saaluhr und bemerke, dass ich allein bin. Es ist mucksmäuschenstill. Ich lege das Messer zur Seite und gehe zwei, drei Schritte vom Tisch weg, lege meine Arme seitlich an meinen Körper und verschränke die Finger über meinem Bauch. Aus etwas Distanz schaue ich nochmals auf den kalten Körper der jungen Frau, sehe, wie ihre Bauchhaut zur Seite geschlagen ist. Und noch immer registriere ich: Das Wasser dringt wie ein Bächlein aus ihr hervor und an oberster Stelle blitzt der Kindskopf heraus.

Was mache ich da!? Es ist halb drei und eigentlich sollte ich langsam zu meinem Kind nach Hause, um die Bescherung zu feiern. Und was tue ich!? – Ein totes Kind aus dem Bauch seiner toten Mutter bergen. So habe ich mir den Heiligen Abend immer schon vorgestellt!

Nächtliches Intermezzo

Endlich Feierabend! Ich fahre, nein, eigentlich stehe ich Richtung heimwärts. Der übliche Abendstau – eine 3-spurige Kolonne von Fahrzeugen, die sich »*stop and go*« von Ampel zu Ampel bewegt. Der Verkehrsfunk im Radio meldet: »Der schnellste und zuverlässigste Verkehrsbericht der Stadt – sie kommen überall gut voran!« Was für ein Schwachsinn!, denke ich. Hier an einer der großen Durchzugsstrecken stehe ich, weitgehend unabhängig von der Tageszeit, immer im Stau und beneide die sich durchschlängelnden Einspurigen. Da der nächste Werbeblock mir nun noch den letzten Nerv zieht, schalte ich auf CD-Berieselung um. Als ich die Autobahn erreiche, ist es bereits dunkel, am Horizont noch ein rot-oranges Band der letzten Reste der Dämmerung. Während der 60-km/h-Beschränkung entlang der ebenso schon gewohnten Baustelle, wo man – genauso unabhängig von der Tageszeit – nie jemanden arbeiten sieht, schweifen meine Gedanken ab. Der heutige Morgen geht mir durch den Kopf. Im Hades hatten wir einen jungen Mann, der bei einem Fußballspiel kollabiert und unter Reanimationsbedingungen in die Notfallannahme gebracht worden war. Rasch entnahm man ihm die Akutblute und versuchte mit Defibrillation und Notfallmedikamenten sein Herz wieder zum Schlagen zu bringen – vergeblich. Schließlich führte ein unerfahrener Kollege die Obduktion durch und fand keinerlei Erklärung für den Todesfall.

An sich ist der plötzliche Herztod aus natürlicher Ursache bei jungen Sportlern ein leider immer wieder auftretendes, wenn auch glücklicherweise seltenes Phänomen. Dabei spielt es keinerlei Rolle, ob es sich um Spitzen- oder Hobbysportler handelt. Auch welche Sportart ausgeübt wird, ob z. B. Eishockey, Fußball oder Marathonlauf, hat keinen Einfluss auf die Wahrscheinlichkeit des Auftretens. Unter einer Reihe von Veränderungen, die hier zum Tod führen können, sind Anomalien der Herzkranzgefäße führend. Diese bewirken Symptome bzw. Folgen ähnlich dem Herzinfarkt. Normalerweise laufen die Herzkranzgefäße, jene Arterien, die den Herzmuskel mit Sauerstoff und Nährstoffen versorgen, außerhalb des Herzmuskels in einem Fettpolster. Von dort muss der Sauerstoff aus der Arterie austreten und durch die Muskulatur bis zur Herzinnenschicht wandern. Wenn nun eine Arterie innerhalb des Herzmuskels verläuft, wird diese bei jedem Herzschlag durch die »Muskelbrücke« zusammengedrückt. Die regelmäßige und oftmalige Kompression bewirkt in der Umgebung die Ausbildung von Narbengewebe, das Auslöser von tödlichen Rhythmusstörungen sein kann. Eine andere Möglichkeit besteht darin, dass durch diesen kurzen, wiederkehrenden Gefäßverschluss während der Kontraktionsphase des Herzens ein Gefäßkrampf und damit ein Herzinfarkt ausgelöst wird. Dies ist ein wenig anders als beim »typischen« Herzinfarkt, welcher meist bei älteren Menschen auftritt und durch eine Verstopfung der Arterie mit einem Blutgerinnsel (Thrombus) hervorgerufen wird.

Da bei »unserem« jungen Fußballer keine Muskelbrücke über einer Kranzarterie vorzufinden war, wäre eine Rhythmusstörung als Ursache überlegenswert gewesen. Doch der Vermerk der Notärztin besagte, dass das EKG im Rettungsfahrzeug eine reine Asystolie (Herzstillstand) und keine Rhythmusstörung zeigte. Ob davor eine Kette von irregulären Herzschlägen zum Herzstillstand geführt hatte, ist nicht bekannt. Gibt es daher vielleicht andere Ursachen? Soll man diesen nicht näher nachspüren? Soll man als Befund Grundleiden »Fußballspielen« und Todesursache »Herzversagen« einfach so stehen lassen? Vielleicht besteht eine noch unbekannte Erkrankung? Langsam beginnt sich die Fragenspirale immer schneller in meinem Kopf zu drehen. In meinem Hirn wurrelt es zunehmend. Schon schwindelig von Forscherdrang, beginnt mein Herz schneller zu schlagen.

Vielleicht ein Fall für eine wissenschaftliche Publikation! Vielleicht sogar ein Top-Journal!

Wo ist die nächste Ausfahrt? Ich drehe um!

Angekommen in der Eingangshalle, bewaffnet mit einem

»Six-Pack«, stürze ich eilenden Schrittes zum Haustelefon und rufe die diensthabenden Herren der Prosektur an. Es ist mittlerweile 11 Uhr abends und ich entschuldige mich beim Prosekturgehilfen, schildere ihm, dass ich gern nochmals die Leiche eröffnen möchte und – als Trostpflaster – ein gutes Hopfengetränk im Schlepp habe.

Als ich den Seziersaal betrete, hat Chris schon die Leiche aufgelegt, lächelt mich an und meint: »Na, da hamma heut' a action! Oba mocht nix, früher hob'n ma gaunz aondere Dinge g'macht!« Chris ist ein bereits älterer Gehilfe, der noch dieses Jahr in Pension gehen wird. Ich mag seine Geschichten von früher, denn genau die sind es, die mir Einblicke in die »guten alten Zeiten« unseres Berufes gewähren. So war es üblich, mit bloßen Händen zu obduzieren. Auch fand niemand etwas daran, dass um der lieben Wissenschaft willen Leichen gedrosselt wurden, um Strangmarken zu studieren. Auf so manchem Institut darf man ja heute noch Verstorbene als Crash-Test-Dummies verwenden! Scheinbar hat sich einiges aus den »guten alten Zeiten« noch heraufgerettet.

Nun ist es Mitternacht! Ich blicke auf die runde Uhr, die mich immer an eine kleine Bahnhofsuhr erinnert, und lache innerlich: Geisterstunde! Vorsichtig entnehme ich die anobduzierten Organe, inspiziere diese genauestens und finde – nichts! Mist!, denke ich und bereite Formalingefäße für die Histologie vor. Fotos! – schießt es mir durch den Kopf. Wo ist der Fotoapparat? Im braunen Kasten werde ich fündig und montiere die Kamera auf dem Stativ. Zurück beim Leichnam beginne ich mit einer überdimensionierten Rasierklinge kleine Gewebeproben von der Lunge herzustellen. Als ich die großen Bronchienäste anschneide, fällt mir auf, dass die Knorpelspangen fehlen. Ist das möglich? Oder ist dies bei jungen Menschen normal? Doch da! Noch etwas! Kleine, 1–2 mm große, in Ketten stehende Bläschen. Was ist das? Fäulnisbläschen? Eine besondere Form der Lungenüberblähung?

Glücklich, dass ich wenigstens ein paar morphologische Veränderungen entdeckt habe, mache ich Fotos, gebe diese Proben schließlich in die wenige Zentimeter großen Gewebekassetten und werfe sie in das Formalin.
Um 2 Uhr morgens beende ich das Schauspiel.
Am nächsten Morgen bringe ich die Gewebeproben in die Histologie und den Film in die Reprografik. Nun folgen Tage der gespannten Erwartung.
Vierzehn Tage nach dem nächtlichen Intermezzo erhalte ich die histologischen Schnitte und präsentiere diese einem unserer erfahrensten Kollegen. Hubert ist ein glänzender Pathologe, der wegen seiner oft schroffen Art ungern konsultiert wird. Dennoch ist es mir wichtig, dass er die Präparate sieht, damit ich mich nicht in etwas versteige, wo nichts dahinter ist. Am »Hirschen«, wie wir unser Diskussionsmikroskop mit 17 verschiedenen Einblicksmöglichkeiten nennen, flitzt er über die Schnitte. Ich mache ihn auf meinen Verdacht aufmerksam, dass eventuell zu wenig Knorpelspangen um die Bronchialäste vorliegen. Er ist sich jedoch nicht ganz sicher und meint, ich solle doch Prim. Prof. Dr. Stich besuchen, denn dieser hätte einmal eine Publikation über derartige unklare Todesfälle verfasst.
Hoffnungsvoll gehe ich auf mein Zimmer, um Prof. Stich anzurufen. Er ist ein gedrungener Pathologe Anfang sechzig und Vorstand der Pathologie eines großen österreichischen Krankenhauses. Am Telefon zeigt er sich sehr erfreut und gleichsam überrascht, dass ein Universitätsangehöriger seinen Rat einholen möchte. Normalerweise suche die Peripherie die Expertise der Universität und nicht umgekehrt. Der Termin steht und ein paar Tage nach meinem Telefonat treffe ich bei ihm ein.
Fast wie einen Goldesel präsentiert er mich seinen Mitarbeitern, stets mit dem Hinweis: »Der Kollege von der Uni kommt zu uns, um sich Hilfe zu holen!« Mir ist das unangenehm, und die Anspannung, ob ich Sterndeuterei betreibe oder ob ein Funken der Möglichkeit besteht, dass ich recht habe, steigert

sich immer mehr. Lange brütet Prof. Stich über den Schnitten im Mikroskop. Ich rutsche nervös auf meinem Sessel hin und her, registriere einige Totenschädel und Oberschenkelknochen in seinem Bücherregal. Meine Finger haben sich unbemerkt zu Fäusten geballt, mein Herz rast. Wird er lachen? Was denkt er? Ist es Unsinn? Meine Unsicherheit mit ihren Gedankenwirren wird jäh unterbrochen: »Ja – doch! Sie haben recht!« Meine Verkrampfung löst sich mit einem Schlag. Gott sei Dank!, denke ich, so habe ich mich nicht blamiert. »Aber neu ist das auch nicht!«, vernehme ich kurz darauf, um wieder in innere Unruhe zu verfallen. War alles umsonst? Nun werden die Kollegen im Stamminstitut lachen und sich darüber mokieren, dass ich des Nächtens den Befunden anderer misstraut und nachseziert habe. Eigentlich war ich nur neugierig, aber die dumme Nachrede habe ich sicher. Prof. Stich steht auf, wendet sich den wabenförmigen Buchregalen aus Mahagoni zu, in welchen einzelne Raster mit Türen versehen sind. Er öffnet eine davon und zieht mit einem gezielten Griff einen etwa A4 großen, gefalzten, 1 mm dicken Papierstoß heraus. »Hier, Herr Kollege, ein Sonderdruck zu meiner Publikation in der *Deutschen Medizinischen Zeitschrift*.« Mit Dank übernehme ich das Stück, werfe einen Blick darauf und realisiere, dass das Manuskript in Deutsch gehalten ist und aus dem Jahr 1978 stammt – also doch noch eine Chance, meinen Fall englischsprachig und aktuell zu veröffentlichen.

»Beehren Sie uns bald wieder!«, verabschiedet sich Prof. Stich von mir und in gelöster Stimmung trete ich meinen Heimweg an.

So verfasste ich ein wissenschaftliches Manuskript, in dem ich die ungewöhnliche Ursache des Todes beschrieb. Die krankhafte Verminderung der Knorpel, die sonst spangenförmig die Bronchien als Stütze umgeben, bewirkte beim Ausatmen einen Kollaps der kleinen Atemwege. Dadurch musste die rechte Herzkammer wesentlich mehr Arbeit leisten, als sie konnte. Diese Überlastung führte zur Dekompensation mit Herzstillstand.

Das Manuskript wurde letztlich zur Publikation angenommen und war zugleich mein erster Schritt auf dem Weg zur Habilitation.

Perakut

Eines Frühjahrs bemerkt die Mutter eines 3-jährigen Buben an einem sonnigen Morgen, dass dieser schlaff und matt in seinem Bett liegt, die Decke über den Kopf gezogen. Ein Griff an seine glühend heiße Stirn lässt bereits das hohe Fieber vermuten. Sie hebt den Kleinen aus seiner Schlafstätte und stellt eine eigenartige Unbeweglichkeit des Kopfes fest. Irritiert misst die Mutter ihrem Kind mit dem Ohrthermometer die Temperatur: 39,9 °C! Etwas erschrocken kontrolliert sie im anderen Ohr. Auch hier leuchtet auf der Anzeige ein hoher Wert auf: 40,2 °C. Es ist nicht das erste Mal, dass die Mutter dreier Kinder ein so hohes Fieber bei einem ihrer Sprösslinge feststellt. Doch irgendwie ist es diesmal anders. Ein ungutes Bauchgefühl begleitet ihre Sorge um das kleine Geschöpf. Soll ich den Kinderarzt anrufen? Oder gleich ins Krankenhaus fahren? Wadenwickel werden hier wohl nicht ausreichen. Soll ich ihm ein fiebersenkendes Zapferl geben? Grübelnd kreisen die Gedanken. Argumente, Gefühle – alles kommt auf die imaginäre Waagschale. Ihr Mann ist schon längst mit dem einzigen Familienauto in seiner Arbeit. Die Straßenbahn kommt mit einem so hoch fiebernden Kind nicht in Frage. Das Taxi in das nächstgelegene Kinderkrankenhaus ist recht teuer. Ihren kleinen Schatz hält sie in den Armen, seinen Kopf, dessen Hitze auf ihrer nass-schwitzigen Haut brennt, liegt auf ihrer Schulter – so geht die 40-jährige Frau unruhig im Zimmer auf und ab. Ich fahr' ins Spital! Koste es, was es wolle! Gesagt, getan. Sie greift zum Telefon und bestellt ein Taxi.

Minuten später besteigt sie die Karosse, die ein Fahrer mit fremdländischer Zunge lenkt, und bittet ihn, zum Pirquet-Krankenhaus zu fahren. In gebrochenem Deutsch fragt er, wie er dort hinkomme. Entnervt giftet die Mutter ihn an, dass er dies wohl wissen müsste, und überhaupt, wie habe er denn die Prüfung zum Taxilenker mit *so* einem Wissen bestehen können! Ihr Blut ist in Wallung, ihr Zorn weicht der Bitterkeit. Ihr Bub liegt nach wie vor regungslos auf ihrem Brustkorb, als sie mit wenigen Sätzen den Weg beschreibt. Ihr kleines Binkerl hat inzwischen die Augen fest geschlossen – was die Mutter nicht weiß, ist, dass ihr Kleiner nicht schläft, sondern bereits komatös ist. Die Schweißperlen laufen über ihre Stirn zu den Augenbrauen, verfangen sich dort oder tropfen ab, wenn sie ihr Gesicht schräg nach unten neigt, um ihrem Mäuschen ins Gesicht zu blicken.

Am Ziel angelangt hängen die Glieder des Buben schlaff nach unten und zur Seite. In der Ambulanz reagiert die Aufnahmeschwester eiligst – sie hat den Ernst der Lage nach einer kurzen Schilderung der Mutter erkannt. Das herbeigeholte Ärzteteam greift sofort ein, doch alle Maßnahmen können nicht verhindern, dass dem jungen Leben eine plötzliche, unerwartet rasante und zunächst unerklärliche Krankheit ein Ende setzt.

Bestürzt und ratlos bittet man den auswärtigen Pathologen um die Obduktion des Kindes.

An diesem Tag bin ich der zuständige Obduzent. Ich fahre in das kleine Krankenhaus, hole mir beim Portier den Schlüssel für die Prosektur und tauche in den Keller hinab. Der Raum ist nicht viel größer als der metallische Obduktionstisch – gerade einmal zwei Meter um diesen herum grenzen die kahlen gelbweißen Wände den Ort des Geschehens ein. Die düstere Umgebung wird durch eine gelblich-flackernde, kurze Neonröhre ein wenig aufgehellt. Der Lichtkegel senkt sich schmal zum Sezierplatz, dem schummrigen Ambiente bei einem Billardtisch ähnlich. Auf dem ovalen, glänzenden Nirosta-Tisch liegt auf einer A3-formatigen, daumendicken Korkplatte das Präparationsbesteck. Die Instrumente fein säuberlich nach ihrer Größe sortiert: Da liegt zunächst das lange Hirnmesser, das sich ebenso in einer Küche finden könnte – nur wird es dort zum Brotschneiden verwendet. Fast Griff an Griff folgt das zwei Handflächen lange, zigarrenschlanke Zungenmesser, daneben das wuchtige, vier Finger lange und daumendicke Knorpelmesser, das seinen Namen wegen der Anwendung beim Durchtrennen der knorpeligen Rippenanteile erhalten hat. Winzig hingegen wirkt daneben das Skalpell mit seiner lanzettförmigen Klinge. Diesem benachbart die Darmschere mit ihren knopfförmigen, wulstigen Enden, die das Durchstoßen der zarten Darmhüllen verhindert, wenn die Lichtung des Verdauungsschlauches eröffnet wird und sich der breiig-bröckelige nussbraune Inhalt entleert. Die Gewebeschere, eine teure Haushaltsschere und die kleine Koronarschere mit leicht gebogenen Branchen, die sich fast zum Nägelschneiden anbieten würde, komplettieren den orgelpfeifenartigen Schlichtungsreigen.

Herr Schmatzl kommt beschwingt herein, grüßt laut und erzählt mir sodann von dem schrecklichen Ereignis, das diesen Winzling hinweggerafft hat.

»Stellen Sie sich vor, Herr Doktor, so eine Ungerechtigkeit – man könnte doch glatt an unserem Herrgott zweifeln! Kann ich Ihnen das G'schraperl auflegen? Brauch' ma des Hirn?«

»Ja – zu beidem! Bitte!«

Wenige Minuten später bringt er den Buben und hebt ihn vom Transportwagen auf den Seziertisch. Die Glieder des Kleinen sind unbeweglich, steif. Mit flinken Griffen legt er die 50 cm lange, pyramidenförmige Kopfstütze unter das Genick des Kindes. Beginnend hinter einem Ohr schneidet er zügig einen bogigen, glatten Schnitt über das Schädeldach zum anderen Ohr und zieht anschließend mit einem kräftigen Ruck die Kopfhaut mit der Innenseite nach außen über das Gesicht. Still, blassrosa und lieblich liegt nun das zarte Wesen vor mir. Ich denke an mein kleines Mädchen, das jetzt sechs Monate alt ist, und mir graut vor dem Gedanken, welche Gefahren auf unsere Kleinsten lauern.

Herr Schmatzl hat zwischenzeitlich die Handschwingsäge

in seinen Fingern und durchtrennt mit einem schleifend-knirschenden Geräusch den Schädelknochen an der Hutlinie, um schließlich das Schädeldach wie eine Kappe von der harten Hirnhaut abzuheben. Die schiefergraue, häutig-schwartige Membran, die das Hirn zur Schädeldecke abgrenzt, liegt nun straff gespannt und sehnig glänzend vor meinen Augen. Mit der Gewebeschere durchtrenne ich entlang und knapp oberhalb des Knochenschnitts die Bedeckung des jungen Gehirns. Danach ziehe ich diese mit einer Pinzette ab. Darunter quillt rahmig-gelblicher Eiter hervor, der sich träge und langsam wie Lava den Weg nach unten bahnt. Unaufgefordert streckt mir Herr Schmatzl ein Plastikröhrchen mit einem überdimensionalen Wattestäbchen, das einen 15 cm langen Stiel aufweist, entgegen. Er ist ein alter Hase und weiß genau, dass nun ein bakteriologischer Abstrich notwendig ist, um den widerlichen Keim, der für diese Meningitis (Hirnhautentzündung) verantwortlich ist, zu bestimmen.

Wie zu erwarten verläuft die restliche Autopsie ohne weitere Besonderheiten. Die Todesursache ist also die perakut abgelaufene, eitrige Meningitis.

Einige Zeit später erhalte ich den Befund der bakteriologischen Untersuchung, die Haemophilus influaenzae als auslösenden Keim identifiziert hat.

Am Telefon schildere ich dem Kinderarzt das letzte Ergebnis der Obduktion. Er meint, dass er schon so etwas Ähnliches vermutet habe. Als er die Mutter nach der Impfung gegen diese Hirnhautentzündung befragt habe, hätte er die ernüchternde Antwort erhalten: »Nein, natürlich nicht! Man hört doch so viel über die Impfkomplikationen.« »Ach so«, erwiderte er darauf knapp angesichts der Naivität, die ihrem Kind das Leben kostete.

Der Spaziergang

Es ist Herbst. Der 69-jährige Karl spaziert mit seiner Frau Hilde gemächlich zur Mittagsstunde durch den Salvator-Park. Ein

Spaziergang, den sie seit ihrer Pensionierung täglich absolvieren. Sie plaudern dabei über ihre Kinder und die Enkerln. Schimpfen gemeinsam über die »neuen« Zeiten, wo die jährliche Pensionserhöhung nicht einmal mehr die Inflation abgilt. Ärgern sich über die Unverfrorenheit der »heutigen« Jugend. »Ja, nicht einmal grüßen mögen die einen.« Aber sie denken auch an die gemeinsamen Jahre, die manchmal schlecht, manchmal gut waren. Die vielen schwierigen Situationen, die sie ertragen und gemeistert haben. Gern gehen sie dabei Hand in Hand und genießen ihre Zweisamkeit. »Ob wir noch die Diamantene erleben?«, fragt Karl dann oft. »Na, schau ma halt amal, was der Herrgott uns gönnt!«, erwidert ihm Hilde jedes Mal darauf. Der Park ist eine weitläufige Anlage mit vielen alten Laubbäumen und einzelnen Holzbänken. Unter einer Linde machen sie jeden Tag eine kleine Rast. Karl muss zwischendurch einfach Pause machen. Seit einigen Monaten ist es schlimmer geworden. Er bekommt schwer Luft, die Beine sind schwer und ein leichtes Stechen in der Brust quält ihn. So machen sie ein paar Minuten Rast auf der Bank, ihre Blicke schweifen durch die anmutige Natur und sie lauschen den Vögeln. Deren Gezwitscher ist beiden die liebste Musik.

Doch diesmal ist alles ein wenig anders. Heute sprechen sie über den Besuch am Friedhof. Am Vormittag haben sie sich für eine Gruft am kleinen Stadtfriedhof entschieden. Karl wollte unbedingt ein Grab. Wochenlang nervte er Hilde damit. Schließlich hat sie nachgegeben und einen Termin bei der Stadtverwaltung vereinbart.

»Warum hast du es denn so eilig? Ich hoff', ich hab' dich noch länger!«

»Ich weiß nicht! Ich will das erledigt haben. Ich bin in einem Alter, wo ich froh sein kann, dass ich morgens aufwache.«

»Mal den Teufel nicht an die Wand!«

Die Gruft liegt an der hinteren Friedhofsmauer. Dahinter eine Linde, deren Baumkrone über die Steinwand ragt und dem Grab Sonnenschutz gibt.

»Das ist ein Platzerl genau wie dieses hier im Park. Das gefällt mir! Und wenn du mich im Sommer besuchen kommst, dann hast du Schatten!«

»Aber auch viel Mist! Das Laub muss ich halt dann wegräumen. Aber jetzt hör' auf, vom Tod zu reden!«

Schweigend sitzen sie da und lauschen den Vögeln.

Plötzlich neigt sein Kopf sich zur Seite und fällt auf ihre Schulter.

»Karl! Das hast du ja schon lange nicht mehr gemacht.« Sie streichelt ihm über die Wange und merkt: Der Mund ist offen!!??

»Karl!?, Karl, was is'??«

Hilde rutscht ein Stückchen weg, ihr Mann kippt zur Seite und fällt in ihren Schoß.

Die alarmierte Rettung kann nur mehr den Tod feststellen.

Einige Zeit später kommt der Amtsarzt der Polizei, um die Leichenbeschau durchzuführen. Hilde ist geblieben. Sie will nicht weg von ihrem Mann. Um sie kümmert sich eine 45-jährige Frau mit einer leuchtend orangen, ärmellosen Jacke, am Rücken das rote Kreuz auf weißem Grund, die in ihrer Freizeit im Team der Krisenintervention arbeitet. Und diese Betreuung gehört zu ihren Aufgaben. Sie begleitet Hilde in den schrecklichen Stunden nach Karls Tod.

Der Leichenbeschauer stellt die sicheren Todesmerkmale fest, ist sich aber nicht sicher, woran Karl gestorben ist. Die Auffindungssituation und Hildes Schilderung lassen keine Hinweise auf mögliches Fremdverschulden erkennen. Er blickt auf die Hände, den Hals, schaut in den Mund, dreht den Leichnam zur Seite, zieht sein Hemd in die Höhe, inspiziert den teils entblößten Rücken.

»Ich denke, einen ›Angriff durch dritte Hand‹ können wir ausschließen«, sagt der Polizeiarzt zu Hilde, die in ihrer tränenüberströmten Versteinerung eigentlich gar nicht versteht, was hier abläuft. »Allerdings ist eine sanitätspolizeiliche Obduktion zur Klärung der Todesursache notwendig.«

Der Leichnam wird von der Bestattung zu mir ins Spital gebracht. In unserem Seziersaal wird Karl vollständig entkleidet, sein Ehering, seine Uhr und sein Armketterl werden in ein kleines Plastiksäckchen gegeben, auf dem sein Name vermerkt wird. Danach wird er mit einem metallischen Wagen, der wie eine silbrige Rettungstrage auf Rädern aussieht, in den Seziersaal geschoben. Die Herren ziehen den Körper Karls auf den Obduktionstisch.

»Eine 175 cm lange und 86 kg schwere männliche Leiche von mittelkräftigem Körperbau und ebensolcher Muskelbildung in gutem Ernährungszustand«, beginne ich das Diktiergerät zu füttern. Einer der Prosekturgehilfen wendet den Körper zur Seite, damit ich die Totenflecken begutachten kann. »Die Totenflecken in den hinteren Körperpartien blauviolett, reichlich entwickelt und gering wegdrückbar.« Beim letzten Wort drücke ich mit dosierter Stärke auf eine der flächenhaften Hautveränderungen und hinterlasse einen aufgehellten Fingerabdruck. Der Tote wird wieder auf den Rücken gelegt. Anschließend prüfe ich die Beweglichkeit des Unterkiefers, indem ich versuche, die Kinnlade zu senken. Der Mund bleibt trotz kräftigen Drucks geschlossen. Danach hebe ich Arme und Beine, beide knicken in den Gelenken nicht ab.

»Die Totenstarre im Stadium der vollen Ausprägung«, diktiere ich in mein Aufnahmegerät. »Die Haut blassgrau-wächsern. Bei Anheben einer Hautfalte sinkt diese wieder ins Hautniveau ...« – womit ich einen Flüssigkeitsmangel ausschließen kann. »Der behaarte Kopf ohne sichtbare Verletzungen, die Augenbindehäute ohne punktförmige Blutaustritte.« Somit liegen keine Erstickungszeichen an der Innenseite der Augenlider vor. »Das Nasenskelett intakt, die Gesichtsöffnungen und die äußeren Gehörgänge frei, ohne Sekretabsonderung. Der Hals mittellang und unverletzt.«

So untersuche ich den Körper Region für Region und halte alles Gesehene und auch das, was nicht zu finden ist, am Tonband fest. Warum das nicht Erblickte? Um zu dokumentieren, dass ich auf relevante Veränderungen geachtet habe, sie aber nicht nachweisen konnte. Am Ende der äußeren Besichtigung lege ich das Diktafon zur Seite.

Das Besteck liegt bereit und ich beginne den Hautschnitt zu setzen. Als die Brusthöhle und der Bauchraum offen sind, strömt bereits literweise bernsteinfarbenes Bauchwasser aus dem Körperinneren in den unter dem Körper befindlichen Gully des Sektionstisches. Auch aus den beiden Brusthöhlen schöpfen wir je einen Liter Flüssigkeit, die wir in einem hohen Messbecher sammeln. Anschließend werden die Organpakete des Bauches und der Brusthöhle entnommen. Auch hier gehe ich systematisch vor, schneide in beide Lungen, von welchen blutig-schaumige Flüssigkeit als Zeichen des »Lungenwassers« abfließt. Merkmale einer Lungenentzündung liegen nicht vor. So eröffne ich den Herzbeutel, der einen Esslöffel geronnenes Blut aufweist. Auch die vordere Oberfläche des Herzens ist deutlich blutunterlaufen. Gezielt, mit vier dosiert schwungvollen Schnitten, mache ich mir die Strömungsbahnen des Herzens zugänglich. Und da ist es! Eindeutig und klar. An der Innenseite der Vorderwand des Herzens leuchtet mir ein lehmfarbenes, leicht erhabenes Areal mit brüchig-bröckeligem und abgestorbenem Gewebe entgegen. Passend dazu finde ich in der Kranzarterie der linken Herzwand ein fingerförmiges blauschwarzes Blutgerinnsel, das die Arterie gänzlich verstopfte und damit die Blutzufuhr zur Herzmuskulatur unmöglich machte.

Die weitere Obduktion ergibt, dass der Verstorbene »steinreich« war: Gallensteine, Harnsteine, Blasensteine, Kotsteine. Die Prostata ist wie bei den meisten älteren Herren vergrößert. Die Nieren durch die Arteriosklerose geschädigt und von kleinen Narben übersät.

Ich beende mein Diktat: »Gutachten: Herr Karl W. litt unter

einer Thrombose der linken Herzkranzarterie, die zu einem Vorderwandinfarkt führte. Somit ist Hr. W. eines natürlichen Todes verstorben.«

Ein Irrläufer

Es ist ein Dienstagmorgen und ich betrete den Seziersaal in der Hoffnung, heute leer auszugehen, um mich meinen wissenschaftlichen Themen widmen zu können. Doch es ist wie oft bei den Brieflosen: »Leider nicht.« Ein Zuweisungszettel liegt auf dem Schreibtisch des Prosektors, der deutlich meinen Namen trägt. Der Prosektor teilt je nach Mannschaft und Erfahrungswert der »Hades-Knechte« die Verstorbenen bestimmten Assistenten zu. Ich erhalte die Leiche eines Intensivpatienten, der im Rahmen einer Blutvergiftung verstorben ist.

Zunächst kontaktiere ich die Station, wo der 74-jährige Mann zuletzt gelegen ist. Dort erfahre ich, dass der Nachtdienst schon weg ist, der diensthabende Kollege den Patienten nicht kennt. Nun gut. So begnüge ich mich mit der mitgeschickten Krankengeschichte. Nachdem ich den dicken »Akt« durchstudiert habe, gebe ich meinem Prosekturgehilfen das Zeichen, dass er den Schädel öffnen könne. Zwischenzeitlich ziehe ich meinen grünen, unsterilen OP-Mantel an, in den man von hinten hineinschlüpft und der wie ein Wickelrock um den Bauch gebunden wird. Am Rücken sowie seitlich werden die Bänder zuletzt verknüpft. Danach hänge ich mir die papierdünne weiße Kunststoffschürze um. Da man bei der Entnahme der Organe zum Teil sehr tief in den Körper greifen muss, ziehe ich mir wasserabstoßende Ärmelschoner über beide Arme, die bis zur Mitte des Oberarms reichen. Ganz zum Schluss sterile Kunststoff-Handschuhe. Warum gerade auf einer Pathologie keimfreie Handschuhe verwendet werden, wundert mich selbst schon lange.

Nachdem der Prosekturgehilfe das Schädeldach mit der Schwingkreissäge durchtrennt und abgehoben hat, werfe ich einen Blick darauf. »Mesocephal«, also ein durchschnittlicher und normal dimensionierter Schädel. Andere Varianten sind der Kurz- und der Langschädel, die allerdings viel seltener zu finden sind. Die pathologischen Formen sind der »Wasserkopf«, auch der Turmschädel und der viel zu kleine Mikrozephalus. Danach trete ich an die Stirnseite des Obduktionstisches, um von hinten auf den geöffneten Kopf zu blicken. Das Gehirn wird noch von der sehnigen äußeren Hirnhaut bedeckt. Nach deren Abpräparation halte ich mit der linken Hand das Hinterhaupt des Gehirns und beginne die Hirnnerven, die zuführenden Blutgefäße und das Rückenmark zu durchtrennen. Danach sinkt das Hirn in meine linke, stützende Hand.

Aus dem Augenwinkel sehe ich einen Mann in weißem Mantel auf mich zukommen.

»Guten Tag, Herr Kollege«, begrüßt mich dieser. Er ist etwa Mitte fünfzig, hager und gepflegt. In einer Hand hält er ein Probengefäß.

»Ist das mein Patient?«

Ich nenne den Namen des Toten und frage, ob er von der Station sei.

»Ja, ja natürlich! Das ist mein Patient.«

Mittlerweile habe ich mit dem Hirnmesser 1 cm dicke Scheiben des Zentralnervensystems angefertigt.

»Ich arbeite an einer Studie, die Hirnanomalien untersucht!«

»Ja gut«, erwidere ich und bitte ihn, mir lieber die klinische Situation insbesondere unmittelbar vor dem Tod zu schildern.

»Der Patient ist gestorben. Ja, er hat eine Hirnanomalie! Darum brauche ich auch ein Stück Hirn für meine Untersuchungen.«

Noch ruhig, aber zynisch meine ich, dass wohl klar sei, dass der Patient verstorben ist. Überhaupt, wo ich jetzt sein Hirn in Händen halte, bestehe doch gar kein Zweifel mehr. Nochmals äußere ich mein Ersuchen, mir den klinischen Verlauf zu schildern.

»Na, eine Hirnanomalie, darum brauche ich das Hirn ...«

Langsam, aber doch steigt Wärme in mir auf.

»Herr Kollege, darf ich bitten! Zuerst die Routine, dann die Wissenschaft!«

Um den ersten Hautschnitt zu setzen, gehe ich zum Brustkorb der Leiche. Dabei erspähe ich bei dem Mann ein »Billa«-Sackerl.

»Gehört dies zur neuen Stationsausrüstung?«, frage ich verwundert.

»Ich muss ja das Hirn einpacken! Kann ich jetzt ...«

»Nein!«

Das Telefon läutet. Ich ziehe meine Handschuhe aus und hebe ab. Bei dieser Gelegenheit mustere ich den Mann, der mir immer suspekter wird. Unter dem weißen Mantel trägt er eine lumpige Jeans und Sandalen. Im Winter Sandalen?, frage ich mich innerlich. Leicht gekrümmt steht er da, den Blick auf das sezierte Hirn fixiert. Als ich das Telefonat beende, rufe ich nochmals auf der Station des Verstorbenen an. »Von uns ist niemand zu Ihnen gegangen!« Von einer Studie wusste die Schwester ebenfalls nichts.

Als sich der Mann anschickt, das Messer zu ergreifen, stürze ich zu ihm. »Was soll das? Und überhaupt, wer sind Sie? Die Station weiß nichts von Ihnen«, schnauze ich ihn an.

Wild gestikulierend: »Ich will das Hirn, geben Sie mir doch endlich das Hirn. Ich brauche es für meine Untersuchungen. Seien Sie nicht unkollegial!«

Vom Wortgefecht alarmiert kommt ein Prosekturgehilfe in den Saal. »Herr Doktor!? Brauch'n S' Hülfe?«

»Herr Professor, ich brauch das Hirn! Der junge Mann will mir es nicht geben!«, spricht der Mann den Gehilfen an.

»Jo, genau! I bin da Professor! Kumman S', setz'n S' Ihna.« Gleichzeitig deutet er auf das Telefon: Mir ist klar, der Sicherheitsdienst des Hauses muss her.

Während der Mann den Prosekturgehilfen anschwafelt, treffen die beiden Herren der Wache ein. Unter dem Geschrei: »Ich brauch' das Hirn! Ich brauch' das Hirn! Ich wollt' es mit dem vom Einstein vergleichen!« wird der Mann von den beiden Sicherheitsleuten am Arm genommen und aus dem Seziersaal geführt.

Später stellt sich heraus, dass der Irrläufer von einer psychiatrischen Station entlaufen ist. Gewundert hat mich nur, dass er auf die Idee mit dem Vergleich mit dem Hirn von Einstein gekommen ist.

Als ich die Geschichte einem Kollegen erzähle, erfahre ich, dass seinerzeit tatsächlich ein Pathologe Einsteins Gehirn bei der Autopsie gestohlen hat. Bei meinen Recherchen fand ich Folgendes heraus:

Als Albert Einstein am 18. April 1955 im Krankenhaus von Princeton starb, führte Thomas S. Harvey, der damals dort als Pathologe tätig war, die Obduktion durch. Er sägte den Kopf dabei auf und entnahm das Gehirn, da Einstein selbst einer wissenschaftlichen Untersuchung nach seinem Tod zugestimmt hatte. Allerdings behielt Harvey illegal und unerlaubt das gesamte Organ zurück, während wohl einige Gewebeproben gereicht hätten. Einstein wurde nach der Obduktion eingeäschert, allerdings ohne sein Gehirn, was jedoch niemand wusste.

Harvey fertigte zahlreiche Fotos an und untersuchte das Gehirn histologisch, um das Geheimnis des Genies zu ergründen. Das 1230 Gramm schwere Organ wurde von Harvey in angeblich 170 Teile bzw. 240 Gewebsblöcke zerteilt, um davon 1200 Dünnschnitte anzufertigen. Da er selbst nichts Ungewöhnliches erkannte, verschickte er die Proben.

Harvey verlor seinen Job, das Hirn aber nahm er mit zu sich nach Hause und verwahrte es dort über 40 Jahre in einer gewebefixierenden Lösung in einer Abstellkammer! Die Ergebnisse der einzelnen Forschungen erbrachten eigentlich nur Nebenbefunde. Vieles wurde angedacht – hier sind mehr Zellen, hier liegen die Zellen dichter, da ist eine größere Hirnwindung, dort eine andere Zusammensetzung der Zellen –, das Geheimnis des Genies wurde dabei aber nicht ergründet. Neueste Forschungen geben Hinweise darauf, dass für Intelligenz, Kreativität oder geniales Denken nicht der Gewebeaufbau des Gehirns verantwortlich ist, sondern die Art und Weise der ablaufenden Funktionen. Als Chaosforscher war mir schon immer klar: Denken ist selbst – organisiertes Chaos.

Könnte Ähnliches wie im Falle Einstein auch in unseren Landen geschehen?

Üblich ist, dass einzelne Gewebeproben für die weitere Diagnostik entnommen werden, ganze Organpakete werden aber nicht zurückgehalten. Alle Ärzte, und damit auch wir Pathologen, unterliegen den Gesetzen und haben in der Regel ein hohes moralisches Gewissen, aber gegen den Missbrauch durch Einzelne schützt uns dies leider nicht. Harvey missachtete die ethische und die wissenschaftliche Etikette. In Österreich hätte er zudem ein Gesetz verletzt und das Hirn aushändigen müssen. Überdies werden prominente Verstorbene streng überwacht – Irrläufer, die Hirnteile oder ganze Organe von außergewöhnlichen Menschen in ihren Besitz bringen wollen, werden dies nicht schaffen.

Schnapsidee

Zu den Klängen von Joseph Haydns *Schöpfung* fuhr ich in eine kleine Landpathologie, um meinen Kollegen und Freund für ein paar Tage zu vertreten. Hier gibt es keine großen, anonymen Strukturen, jeder kennt jeden – und das ist angenehm. Obwohl ich immer nur als Vertretung komme, fühle ich mich geborgen. Die Menschen sind freundlich und hilfsbereit. Die grantige, missmutige Grundstimmung wie in so manchen großen Häusern fehlt hier gänzlich. So komme ich vergnügt an, parke direkt vor dem Pathologiegebäude und werde bereits vom Prosekturgehilfen Christian erwartet.

»Der Kaffee ist scho' fertig!«, ruft er mir entgegen.

Es gehört zu unserem morgendlichen Ritual, bevor um 8 Uhr die ersten Gewebeproben aus dem Operationssaal zur Schnellschnittdiagnostik kommen, die anstehenden Obduktionen zu besprechen – und dies bei Kaffee und Kuchen. Chris organisiert nämlich allein den Ablauf in der Prosektur. Die Bestatter sollen ja nicht zu früh, vor der Obduktion, kommen und natürlich auch nicht gerade, wenn wir die Schnellschnitte erledigen. Wir sehen uns daher das Operationsprogramm an und ich durchforste die Krankengeschichten der Verstorbenen. Es gilt zu entscheiden, wer von den Toten nur beschaut und wer obduziert wird.

An diesem Tag sind zwei Tote zu beklagen. Eine ältere Dame, die unter Reanimationsbedingungen eingeliefert wurde und bei welcher der Notarzt einen Herzinfarkt oder eine Pulmonalembolie vermutet. Eine Situation, die einer Leichenöffnung bedarf. Der zweite Fall ist ein 20-jähriger junger Mann, der nach dem lokalen Feuerwehrfest auf die »geniale« Idee kam, eine Wette einzugehen. An sich ist daran nichts auszusetzen, aber wenn es darum geht, wer länger auf dem Autodach eines fahrenden Pkws sitzen kann, greift sich wohl jeder an den Kopf. Nach Rücksprache mit dem klinischen Kollegen ist die Todesursache klar: ein massives Schädel-Hirn-Trauma. Mein Kollege und ich vereinbaren, dass wir einvernehmlich auf eine Obduktion verzichten, da diese Situation keinerlei Klärung bedarf. Dennoch besteht für mich die Verpflichtung, einen Toten zu beschauen und den eingetretenen Tod mit den sicheren Todeszeichen zu bestätigen.

Mit dem Aufzug fahren Chris und ich in die Tiefe des Kellers, in welchem sich die Kühlkammer befindet. Anders als in großen Häusern ist diese ein auf 4° Celsius gekühlter, etwa 30 m^2 großer Raum, in welchen die Verstorbenen samt Bett hineingeschoben werden. Chris zeigt mir das betreffende Bett. Darauf liegt ein etwa 180 cm großer Leichnam, der von einem weißen Leintuch bedeckt ist.

Als Chris das Leintuch wegzieht, traue ich meinen Augen

nicht. Selten habe ich derart schwere Kopfverletzungen gesehen! Das Gesicht ist platt gedrückt und in keiner Weise mehr als ein solches zu erkennen. Das Schädeldach pyramidenförmig nach oben gepresst, das Gehirn eine matschige Masse, die aus der Schädelhöhle läuft. Der restliche Körper zeigt Abschürfwunden und reichlich Blutergüsse. Am rechten Bein knapp oberhalb des Sprungbeins kontrolliere ich den Fußpass, der den Namen und das Geburtsdatum aufweist. Angesichts der Schwere der Gesichtsverletzungen ersuche ich Chris, die Polizei nochmals zu fragen, ob die Identität des Burschen eindeutig gesichert sei. Bei dem Gedanken, dass Angehörige den toten jungen Mann identifizieren müssen oder gar eine Aufbahrung möchten, dreht sich mir förmlich fast der Magen um. So bitte ich Chris, den Sarg dauerhaft zu verschließen, um den Angehörigen diesen Anblick zu ersparen.

In den USA, und zunehmend auch in europäischen Ländern, gewinnt die sogenannte Thanatologie immer mehr an Bedeutung. Übersetzt heißt dieses Wort eigentlich nur die »Lehre vom Tod«. Aber daraus entwickelte sich die Kunst, einen Toten für die Aufbahrung vorzubereiten, die korrekter als Thanatopraxie bezeichnet wird. Man könnte sagen, es handelt sich dabei um die Kunde der Leichenkonservierung (Einbalsamierung) und Aufbahrungspräparation. An sich eine Tätigkeit, die wir Pathologen mit Unterstützung der Prosekturgehilfen schon immer durchgeführt haben. Hans Bankl hatte aufgrund seiner Popularität auf diesem Gebiet bereits eine »Anmeldeliste« von Personen, die von ihm einbalsamiert werden wollten. Auch einigen berühmten österreichischen Persönlichkeiten hat er diese Art von letztem Dienst erwiesen.

Warum wünschen sich Menschen diese Behandlung eines Toten? Der Anblick eines geliebten toten Angehörigen mit den postmortalen Veränderungen ist – wenn auch nicht immer ganz so furchtbar wie im Fall dieses jungen Mannes – im Allgemeinen ein oft schwer zu bewältigendes Ereignis. Mit Schminke und einigen anderen Techniken kann der Verstorbene einigermaßen »ansehnlich« gemacht werden. Einfache Tätigkeiten wie das Anziehen, Frisieren oder Rasieren werden ja bereits automatisch von den Prosekturgehilfen durchgeführt. Auf Wunsch der Hinterbliebenen werden von etlichen Gehilfen, die es sich zutrauen, auch Fingernägel lackiert und Wimpern getuscht.

Doch bei diesem tragischen Unfall können selbst die gelernten Thanatopraktiker in kurzer Zeit kaum mehr »kosmetisch« helfen. Auch wäre eine aufwendige Rekonstruktion in diesem Fall zu teuer. Bei derartigen Entstellungen oder schweren Infektionserkrankungen werden der Sarg oder eventuell vorhandene Sichtfenster dauerhaft verschlossen. Der Deckel, der sonst mit Flügelschrauben fixiert ist, um bei der Aufbahrung geöffnet werden zu können, wird dann zugenagelt oder verschraubt. Bei hoch infektiösen Krankheiten wird der Holzsarg zusätzlich verkittet, bei Überstellungen in Metallsärgen ins Ausland werden diese verlötet.

Die Autopsievorlesung

Hic mors vivos docet.
(Hier lehrt der Tod die Lebenden.)

Liebe Kolleginnen und Kollegen!

Ab kommenden Montag werden Sie in das so geglaubte Heiligtum der Pathologie eintreten und drei Wochen lang die Tätigkeit in der Prosektur des jeweiligen Spitals kennenlernen. Jene Tätigkeit der Pathologen, die am besten bekannt ist. Wenn ich Sie fragen würde, was Sie oder Ihre Angehörigen über die Aufgaben der Pathologie wissen, was, glauben Sie, bekäme ich zur Antwort? Das sind *die* mit den langen Messern, die Menschen »aufschlitzen«, würde wohl ein Gedanke sein. Unser Berufsbild ist gleichermaßen von den Medien geprägt: z. B. CSI-Serien mit allzu großartigen Pathologinnen mit Profil und Sexappeal. Ein TV-Film präsentierte einen Pathologen vor nicht allzu langer Zeit als einen ganz in Schwarz gekleideten Mann mit grimmigem Gesicht, der zurückgezogen in seinem düsteren, schlecht beleuchteten Haus lebte. Keiner wusste genau, was er tat. Keiner kannte ihn genau. Auffallend seine distanzierte, kühle Art – einkaufen schien er nicht zu gehen. Wovon lebte er? Hüstelnd groovte er im Keller, lockte eine junge Schönheit dorthin, zergliederte sie bei lebendigem Leib und verschickte ihren zerstückelten Körper in Probengefäßen per Post in alle Welt.

So stehe ich vor Ihnen, bin nicht ganz in Schwarz und halte mich eigentlich für einen umgänglichen Menschen. Hübsche Frauen mag ich wohl, aber nicht zum Sezieren – da gibt es nettere Ideen, oder nicht?

So möchte ich Ihnen in dieser Einführung die reale Situation schildern.

Nun aber gleich zu einem wichtigen Punkt, nämlich den gesetzlichen Rahmenbedingungen. Nach § 190 StGB »Störung der Totenruhe« ist unsere Arbeit an sich unter Strafe gestellt. Allerdings sind wir zur Vornahme einer Autopsie von dieser Regelung ausgenommen. Das Krankenanstalten- und Kur-Gesetz (KAKuG) § 25, das in die entsprechenden Landesgesetze übernommen wurde, besagt, dass »*Verstorbene zu obduzieren [sind], wenn dies sanitätspolizeilich oder gerichtlich angeordnet wurde oder zur Wahrung anderer öffentlicher oder wissenschaftlicher Interessen (insbesondere bei diagnostischer Unklarheit oder erfolgten operativen Eingriffen) erforderlich ist.*« Somit dient die Obduktion der Klärung der Todesursache, dem Ausschluss von Fremdverschulden und laut Erkenntnis des Obersten Gerichtshofes aus dem Jahr 2001 (OGH 19.12.2001, 7 Ob 199/01t, RdM 2002/21) der Erforschung neuer Krankheitsformen sowie deren Ursachen und Verlauf. Auslöser für diesen Urteilsspruch war ein Fall mit der Creuzfeldt-Jakob-Krankheit, deren tierische Form als »Rinderwahnsinn« bekannt ist. So machte dieses Urteil höchster Instanz klar, dass eine Obduktion auch allein durch das Interesse der Allgemeinheit rechtfertigbar ist.

Haben nun Angehörige oder hatte der Verstorbene (noch zu seinen Lebzeiten) ein Einspruchsrecht? Nur, wenn keiner der oben genannten Gründe vorliegt! Daher hat man in der Regel keine Möglichkeit, eine Obduktion zu verhindern. Dennoch wird der Wunsch, auf die Autopsie zu verzichten, so oft wie möglich erfüllt, sofern es die Gesetzeslage und die individuelle Krankheitsgeschichte zulassen. Wir sind also nicht die eiskalten Schlächter, die sich nichts sehnlicher erträumen, als einen Menschen zu sezieren. Auch wir sind aus Fleisch und Blut, haben Emotionen und so mancher Anblick, etwa der eines toten Kleinkindes, erschüttert auch uns. Selbstverständlich ist es uns gleichermaßen ein Anliegen, auf religiöse Gefühle und deren Notwendigkeiten Rücksicht zu nehmen, da manche Religionen z. B. den Blutverlust im Rahmen der Obduktion mit dem Verlust der Seele gleichsetzen.

Im folgenden ersten Teil stelle ich Ihnen nun die verschiedenen Formen der Obduktionen vor.

Wann wird wer, wo, von wem obduziert?

In Österreich wird grundsätzlich zwischen außerhalb des Krankenhauses Verstorbenen und Pfleglingen, die in einem Spital versterben, unterschieden. Als Pflegling wird jene Person angesehen, die sich stationär oder ambulant in einer Krankenanstalt befindet. Ein Bediensteter oder ein Besucher, der z. B. einen Herzinfarkt erleidet und bei dem die notärztliche Hilfe der Intensivmedizin nur mehr den Tod feststellen kann, gilt als »außerhalb« verstorben. Auch Tote im Stadtpark oder in Hotels bzw. zu Hause unterliegen dem nunmehr folgenden Schritt der »Totenbeschau«. Dazu sind Amtsärzte, Gemeindeärzte bzw. Allgemeinmediziner mit Physikatsamtskurs oder Gerichtsmediziner und Pathologen berechtigt.

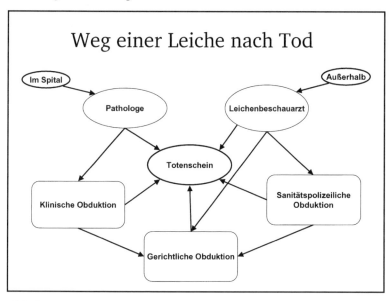

Abb. 2

Die **Totenbeschau** dient der Feststellung und Sicherung der Todesmerkmale des biologischen Todes sowie dem Ausschluss von Fremdverschulden. Es gilt eine Todesursache namhaft zu machen, um ganz nach dem alten Spruch »Von der Wiege bis zur Bahre – Formulare, Formulare« diese im Totenschein zu vermerken, um die Eintragung in das Sterbebuch zu gewährleisten. Falls nun Fremdverschulden vorliegt – oder zumindest nicht ausgeschlossen werden kann – oder die Todesursache unklar ist, muss vom Leichenbeschauer eine Leichenöffnung (Obduktion = Autopsie) in Auftrag gegeben werden. Ebenso ist eine Obduktion zu veranlassen, wenn kein Behandlungsschein des betreuenden Hausarztes vorliegt, der eine in Therapie stehende Krankheit bestätigt, die im Zusammenhang mit dem Ableben stehen könnte und so dem Totenbeschauer hilft, eine Todesursache festzustellen. Falls der Grund für das Ableben unklar ist, führt dies zu einer **sanitätspolizeilichen Obduktion** durch Pathologen oder Gerichtsmediziner. Bei Fremdverschulden, oder wenn ein solches vermutet wird, muss eine **gerichtliche Obduktion** durch einen Gerichtsmediziner durchgeführt werden.

Wer im Spital als Pflegling verstirbt, fällt in die Zuständigkeit der Spitalspathologie. Der Pathologe bzw. der Prosektor (Leiter des Seziersaals) nimmt beide Aufgaben, jene der Totenbeschau sowie gegebenenfalls jene der Obduktion, wahr. Mithilfe der Krankengeschichte und der persönlichen Rücksprache mit dem Abteilungsarzt, auf dessen Station der Patient verstorben ist, wird versucht, ohne Obduktion eine Todesursache zu ermitteln. Gelingt dies nicht oder erfolgte das Ableben kurz nach einem operativen Eingriff oder einer anderen gewichtigen ärztlichen Intervention (z. B. Endoskopie, Herzkatheter etc.), so ist jedenfalls eine Leichenöffnung notwendig. Diese wird als **Spitalsobduktion** oder **klinische Obduktion** bezeichnet.

Die Aufgaben der klinischen Obduktion sind daher:
1. Feststellen der Grundkrankheit und der Todesursache
2. Rückblick und Interpretation des Krankheitsverlaufs
3. Aufdeckung bisher unbekannter Erkrankungen beim Verstorbenen
4. Klärung klinischer Unklarheiten
5. Dokumentation ärztlicher Eingriffe mit Festhalten von Folgen
6. Erfassen von Therapieerfolgen/Therapieversagen
7. Sicherung von Gewebeproben zur histologischen oder molekularbiologischen Diagnose
8. Erkennen und Beschreiben neuer, unbekannter Krankheiten
9. Beschreibung neuer Krankheitsverläufe und -folgen
10. Aufdeckung und Erklärung von Komplikationen oder Fehlern
11. Aus- und Weiterbildung von Ärzten, Studenten und Pflegepersonal

Daraus ersieht man die hohe Bedeutung der Autopsie für die Weiterentwicklung und damit auch für die Qualitätskontrolle und Qualitätssicherung ärztlicher Leistungen! Heute ist beispielsweise das Abhören und Abklopfen des Patienten eine Routineuntersuchung, die erst dadurch möglich wurde, dass klinische Befunde mit den Veränderungen an der Leiche verglichen wurden. Wenn Sie unbedarft, ohne Kenntnisse, das Herz eines Kranken abhören, werden Sie vielleicht nicht mehr als den Herzschlag vernehmen und beim Abklopfen des Brustkorbs weitgehend die gleiche Schallqualität wahrnehmen. Der Facharzt aber wird aus den feinsten Unterschieden Klappenfehler bzw. Ergüsse erkennen.

Dieses Wissen musste aber erst durch langjährige Erfahrungen gewonnen werden. Es war Josef Škoda, der berühmte Wiener Internist, der zu den Obduktionen des ebenso bedeutenden Wiener Pathologen Carl Rokitansky ging und den »eigenartigen« Geräuschen oder Schalländerungen beim Abklopfen sichtbare Veränderungen bei der Obduktion zuordnete. Wissen und Erkenntnisse, die man zunächst belächelte. Doch als 1839 wegen einer schweren Erkrankung des Duc de Blacas (ehemals Staatsminister unter Ludwig XVIII. und Freund Karls X. von Frankreich) ein Konsilium der besten Ärzte Wiens einberufen wurde, stellte Škoda eine andere Diagnose als seine hochwohlgeborenen skeptischen Kollegen. Man glaubte Škoda nicht, doch als Blacas starb, gab die Autopsie der Diagnose Škodas recht.

Bei unserem nächsten Thema beschäftigen wir uns mit dem Übergang vom Leben zum Tod sowie mit dessen verschiedenen Ausprägungen.

Sterben, Agonie und klinischer Tod

Grundsätzlich wird zwischen dem klinischen und dem biologischen Tod unterschieden. Daraus ergeben sich verschiedene Nachweise des Todes: Der klinische Tod ist jener Moment, in welchem der Atem- und Herzstillstand eintritt. Es ist jener Zeitpunkt, zu dem bei rechtzeitigem Eingreifen eine Reanimation den betroffenen Menschen noch »zurückholen« kann. Diese Möglichkeit ist aber beschränkt durch die Überlebensdauer der Nervenzellen, die auf den Sauerstoffmangel am empfindlichsten reagieren und schließlich als erste Körperzellen absterben. Diese Zeit kann je nach der Umgebungstemperatur (Kälte reduziert den Sauerstoffbedarf) und der klinischen Situation (bestehender genereller schlechter Sauerstoffgehalt bei verschiedenen Herz- und Lungenkrankheiten) des Patienten von vier bis zehn Minuten variieren. Heute wird letztlich der Hirntod mit dem Individualtod gleichgesetzt.

Der Zeitraum vom klinischen Tod zum Individualtod wird als intermediäres Leben (*vita reducta* bzw. *vita minima*) bezeichnet. Leben nach dem Tod? Das klingt ohne religiösen Zusammenhang verwunderlich. Man hat diese Bezeichnung gewählt, weil sogenannte supravitale Lebenszeichen auch noch nach dem Hirntod auftreten. Darunter versteht man Phänomene wie z. B. auslösbare, ungerichtete Muskelzuckungen, die darauf zurückzuführen sind, dass robustere Zellen als die Hirnzellen einen längeren Zeitraum als vier bis zehn Minuten bis zum Absterben benötigen. Daher gibt es logischerweise auch *supra*vitale, d. h. *über* das Leben hinausreichende Lebenszeichen, die mit einem Leben, wie wir es kennen, jedoch nicht mehr gleichzusetzen sind, da das Gehirn irreversibel abgestorben ist. Die Spermien, die Hornhaut- oder andere Organzellen (z. B. Leber, Herz, Niere) überleben um bis zu 72 Stunden länger. Fingernägel und Haare wachsen sogar noch! All diese Zellen reagieren auf die fehlende Sauerstoff- und Nährstoffversorgung wesentlich weniger sensibel als die Hirnzellen. Dieser Umstand ermöglicht ja erst die Transplantation von Organen, wobei diese noch ausreichend versorgt sind, solange der hirntote Mensch beatmet wird. Erst nach der Organ-Entnahme durch einen Chirurgen beginnt die »kalte Ischämiezeit«. Dies bedeutet, dass das jeweilige Organ ohne Blutversorgung (Ischämie) auch außerhalb des Körpers einige Stunden gesund und vital bleibt. Durch Kühlung kann dieser Zeitrahmen noch verlängert werden.

Phänomene wie nicht erklärbare Muskelzuckungen und der Bart- oder Haarwuchs nach dem Tod waren Ursache für viele diabolische Ängstlichkeiten. Nur Schauergeschichten über Untote oder lebend Begrabene konnten das Rätselhafte erklären.

Das Sterben ist also jener Vorgang, der grundsätzlich vom Leben zum Tod führt. Die Agonie ist dabei der fließende, unterschiedlich lang andauernde Prozess unmittelbar vor dem Tod. Das Ende der Agonie tritt als akute Krise mit zunehmendem Herzversagen in Erscheinung und ist eigentlich ein Leben auf niedrigem Niveau (*vita reducta*). Die finale Krise mit dem Herz-Kreislaufstillstand mündet in den klinischen Tod, dem nach ca.

vier Minuten der Hirntod folgt. Danach ist nur mehr Leben im Kleinen (*vita minima*) vorhanden. Der Hirntod – der »*point of no return*« – ist definiert als tiefes Koma bei fehlenden Hirnstammreflexen und Fehlen der Spontanatmung (Apnoe).

Zu den Hirnstammreflexen zählen:
- Pupillenreflex (Pupillen verkleinern sich bei Lichteinfall)
- Cornealreflex (fehlender Lidschluss bei Berühren der Hornhaut)
- Pharyngealer Würgreflex (Auslösung bei Berührung des Rachenraumes)
- Puppenaugenphänomen – okulocephaler Reflex (rasche Seitwärtsbewegung des Kopfes um 90 Grad führt beim gesunden Hirn zu einer gegenläufigen Augenbewegung)
- Vestibulo-okulärer Reflex (durch Spülung des äußeren Gehörgangs mit kühlem Wasser dreht sich der Augapfel zur Seite des Reizes, wenn das Gehirn noch funktionstüchtig ist)

In früheren Tagen der nicht technisierten Medizin verließ man sich hingegen auf den Herztod. Konnte der Puls- und Herzschlag nicht mehr gefühlt werden, galt man als verstorben. Der Atemstillstand wurde versucht nachzuweisen, indem man einen Spiegel vor den Mund hielt, der sich nicht beschlug, wenn der Lebenshauch entwichen war. Auch mittels einer Feder, die sich nicht vom Mund fortbewegte, wollte man den Verlust der Atmung beweisen. Doch so mancher war gar nicht von uns gegangen! Dieser Scheintod war gefürchtet – fachlich wird diese Angst als Tachophobie bezeichnet. Wer wollte und möchte schon gern lebend begraben sein? Totenklingeln (Totenwecker), die vom Sarg aus zu bedienen waren, wurden konstruiert. Ein Herzstich, wie aus den schaurigen Vampirerzählungen bekannt, wurde durchgeführt, damit man hundertprozentig tot in den »Holzpyjama« kam. Dazu war ein Stilett in Verwendung. Dieses Herzstichstilett war in jeder Arzttasche enthalten und hatte das

Aussehen eines schmalen, gekrümmten Spitzstabes. Als Maßnahmen zur Wiederbelebung waren Niespulver, glühende Eisen an den Fußsohlen oder auch Reizdarmeinläufe in Verwendung.

Scheintot begraben zu werden ist eine Urangst des Menschen, die sich sogar in Märchen, wie dem Schneewittchen der Gebrüder Grimm, niedergeschlagen hat und sich teilweise noch bis zu unseren Tagen gehalten hat: Ab und zu wird der Herzstich auch heute noch verlangt – obgleich dies nach einer Obduktion nicht mehr notwendig ist! Moderne Technik lässt es auch zu, dass das Mobiltelefon als Beigabe einfacher ist als komplizierte Warnkonstrukte.

Den Scheintod gibt es allerdings noch heute, doch das Übersehen dieser Sonderform einer *vita reducta bzw. minima* mit kaum merkbaren Vitalitätszeichen ist praktisch nicht mehr möglich. Wie kommt dieser Scheintod zustande? Als Eselsbrücke mag das AEIOU, der alte Wahlspruch der Habsburger, dienen, der auf Friedrich III. (1415–1493) zurückgeht und auf Wappen, Gebäuden oder Tafelgeschirr angebracht wurde. Zu den mittlerweile Hunderten Interpretationen dieser Abkürzung hat die Medizin die Merkhilfe für den Scheintod hinzugefügt. AEIOU besagt, dass todähnliche Situationen z. B. durch

A: Alkohol (exzessiv), Anoxie (Fehlen von Sauerstoff), Anämie (Blutarmut), Azeton (Diabetisches Koma)
E: Epilepsie, Elektrizitätsunfälle (Blitz, starker Stromschlag), Ertrinken
I: Injury (vor allem Schädel-Hirn-Traumata)
O: Opium (Suchtgifte, Schlafmittel)
U: Urämie (chronisches Nierenversagen mit innerer Vergiftung, Unterkühlung (Hypothermie)

heraufbeschworen werden können.
Eine andere Regel lautet BEACHTEN:

1. **B**: Badeunfall
2. **E**: Epilepsie
3. **A**: Alkoholvergiftung
4. **C**: Coma
5. **H**: Hirnblutung
6. **T**: Trauma
7. **E**: Elektrizität
8. **N**: Narkotika (z. B. Schlafmittel)

In beiden Regeln kommt die Bedeutung der Gifte deutlich zum Ausdruck. Einerseits bei der »inneren« Vergiftung, deren bestes Beispiel sich im Nierenversagen findet. Hierbei werden die harnpflichtigen und wasserlöslichen Stoffwechselendprodukte nicht ordnungsgemäß ausgeschieden, sodass sich z. B. Harnstoff oder Ammoniak im Blut anhäufen. Der Anstieg dieser Substanzen schädigt das Herz (Herzhautentzündung), den Darm (massive Entzündung mit Durchfällen) und die Blut-Hirn-Schranke. Diese Barriere zwischen Gehirn und Blut erlaubt im Normalfall nur den Durchtritt von Aminosäuren und Glukose. Die bei einer Ausscheidungsinsuffizienz der Niere im Blut ansteigenden Giftstoffe schädigen die Blut-Hirn-Schranke derart, dass verstärkt Flüssigkeit in das Gehirn eintritt und damit eine wässrige Schwellung entsteht. Die schwerste Folge ist ein gesteigerter Hirndruck mit Todeseintritt, sofern nicht therapeutisch eingegriffen wird.

Das Gift bei Schneewittchen ist hingegen unbekannt. Dafür kennt man eine Vergiftung durch ein besonderes Nahrungsmittel: Eine Delikatesse soll Fugu, der Kugelfisch, sein. Doch nur die Spezialisten unter den Köchen bereiten diesen ohne Gefahr zu. Je nach Dosis kann das enthaltene Gift »Tetrodotoxin« zum Scheintod oder in die »ewigen Jagdgründe« führen.

Der Scheintod ist in unserer Zeit weitgehend unbekannt. Lediglich Einzelfälle wie 1991 in Österreich oder zwei Fälle im Jahr

2002 in Deutschland sind durch eine ungenaue Totenbeschau verursacht worden. In all diesen Fällen waren hohe Schlafmitteldosen dafür verantwortlich. Die Aufgabe der Toten- bzw. Leichenbeschau ist ja das Feststellen des biologischen Todes und damit der Ausschluss eines Scheintodes.

Ein Fall aus Deutschland
Eine alte Frau war vom Pflegepersonal eines Seniorenheims gegen 4:15 Uhr am Morgen leblos im Bett aufgefunden worden. Gegen sieben Uhr morgens kam eine Medizinerin und bescheinigte den Tod. Da sie dem Feuer übergeben werden wollte, benachrichtigte der Bestatter eine Amtsärztin, da in Deutschland in solchen Fällen eine zweite Totenbeschau vorgeschrieben ist. Die scheinbar Verstorbene wurde um 13 Uhr von der Amtsärztin *lege artis* beschaut und dabei stellte diese erst frisch eingetretene sichere Todesmerkmale fest. Damit ergab sich eine Auffälligkeit, denn die Totenflecken und die Totenstarre sollten schon viel stärker ausgeprägt sein, wenn die alte Dame bereits frühmorgens verstorben wäre. Auch die Körpertemperatur war für einen toten Menschen, der viele Stunden in einer Kühlkammer zugebracht hatte, noch viel zu hoch. Somit starb die alte Frau an Unterkühlung!

So kommen wir nun zu den sicheren Kennzeichen des Ablebens, die »Herzstiche« und andere Vorsichtsmaßnahmen unnötig werden lassen.

Der biologische Tod

Während der Hirntod äußerlich für Laien nicht erkennbar ist, zeigt sich der biologische Tod mit den sicheren Todeszeichen auch optisch. Die Totenflecken (Livores mortis), die Totenstarre (Rigor mortis) und die spät eintretende Fäulnis sind die untrüglichen Merkmale des erloschenen Lichtes.

Die **Totenflecken**, die schon 30 Minuten *post mortem* sichtbar werden und sogar bereits in der Agonie als Kirchhofrosen den nahen Tod ankündigen, sind die erste Auffälligkeit. Es handelt sich dabei um livide (violette) große Hautflecken, die in den sogenannten »abhängigen Körperpartien« auffindbar sind. »Abhängig« deswegen, weil sich das Blut entsprechend der Schwerkraft nach Zirkulationsstillstand in den bodennahen Körperabschnitten ansammelt. Im Liegen verstorbene Menschen weisen daher am Rücken unregelmäßig verteilte Flecken auf. Ausnahmen sind Aufliegestellen (z. B. Steiß, Schulterblatt) und Bereiche mit engen Kleidungsstücken (z. B. Gürtel), weil hier der Druck von der Unterlage oder dem Gürtel ein passives Füllen der Blutgefäße nicht erlaubt. Die Totenflecken bleiben geraume Zeit (ca. 6–12 Stunden) umlagerbar, d. h., wird die Position des Leichnams in dieser Zeit verändert, verlagern sich die Livores ebenso. Ausdehnung, Intensität und Farbe geben überdies Hinweise auf die Todeszeit und so manche Krankheit. Eine Blutarmut verringert die Menge an Flecken, eine Kohlenmonoxidvergiftung färbt sie rötlicher.

Zu dieser auffallend hellroten Farbe kommt es beim Tod infolge schlecht belüfteter, verschmutzter oder verstopfter Abzüge von Gasthermen. Auch schlecht ziehende Öfen bei Inversionswetterlagen oder Autoabgase in einer geschlossenen Garage sind weitere Quellen für einen Kohlenmonoxid-Tod. Die Gefahr besteht dabei insofern, als Kohlenmonoxid ein geruchloses, geschmackloses und farbloses Gas ist, das bei unvollständiger Verbrennung, d. h. bei Mangel an Sauerstoff, entsteht. Es kann sich viel schneller und fester als Sauerstoff an den Blutfarbstoff Hämoglobin der roten Blutkörperchen (Erythrozyten) anhaften. Damit verdrängt Kohlenmonoxid den lebenswichtigen Sauerstoff von den Blutkörperchen, die ja als Transportzellen des Blutes zur Verfügung stehen. Mittels Taschenspektroskop kann diese Vergiftung vom Fachmann nachgewiesen werden. Das Lichtspektrum des mit Wasser verdünnten Blutes zeigt bei Durchblick durch die Brechungslinse zwei schwarze Absorptionsbanden, die als Striche im grünen bzw. gelben Bereich des Regenbogens unseres Lichtes auftreten. Setzt man anschließend Natrium-Dithionit hinzu, um den Sauerstoff vom Hämoglobin zu entfernen, so bleiben bei einer Kohlenmonoxid-Vergiftung beide Banden bestehen. Kohlenmonoxid lässt sich durch diese Substanz nämlich nicht vom Hämoglobin lösen! Im Regelfall, wenn keine derartige Vergiftung vorliegt, bleibt nur mehr eine breite Bande im gelbgrünen Übergangsbereich bestehen.

In manchen Krimi-Serien verkünden die Filmärzte oft in Sekundenschnelle mit runzeliger Stirn und nachdenklichem Blick: »Der Mord fand vor 6 Stunden, 7 Minuten und 12 Sekunden statt!« So einfach ist das in der Wirklichkeit natürlich nicht! Die Todeszeichen können helfen, einen ungefähren Zeitpunkt des Ablebens zu ermitteln. Die biologischen Todeszeichen sind aber von vielen Begleitumständen wie der Temperatur oder der Todesursache abhängig. So kann man zwar einen Anhaltspunkt geben, mehr aber auch nicht.

Die **Totenstarre** hängt von der Umgebungstemperatur ab: Kälte verlangsamt, Wärme beschleunigt deren Ausbildung. Bestehende Krankheitsbilder wie eine Blutvergiftung mit Bakterien (Sepsis) oder Tetanus haben ebenso einen Einfluss darauf. Die Versteifung der Muskulatur setzt ca. sechs bis zwölf Stunden nach dem Tod ein und ist nach ca. 24 Stunden voll entwickelt. Sie beginnt an den Augenlidern, den kleinen Gesichtsmuskeln und den Muskeln der kleinen Gelenke (z. B. Finger). Sie verläuft kopfabwärts von der Kiefer- und Kaumuskulatur (Mund ist starr), von wo aus sie sich dann über Nacken und Arme zu den Beinen ausbreitet. Ursache dafür ist die Abnahme des »Weichmachers« des Muskelgewebes, des Adenosintriphosphats (ATP).

Diese Substanz ist der Energieträger der Zelle und kann durch den Stillstand des Stoffwechsels nicht mehr gebildet werden. Die Muskelproteine Aktin und Myosin, die während der Kontraktion bzw. Erschlaffung wie Kolben in Zylindern übereinandergleiten, bleiben bei Fehlen von ATP in einer festen Bindung zueinander

– der Muskel verharrt in seiner Stellung. Es ist ganz ähnlich wie bei einem Verbrennungsmotor: Wenn das Schmieröl fehlt, können die Kolben nicht mehr gleiten. Daher setzt der Rigor mortis umso schneller ein, je größer die körperliche Anstrengung vor dem Tod war. Dies erklärt auch, warum kleine Muskelpartien, wie etwa im Gesicht, schneller erstarren: Sie weisen eine kleinere ATP-Reserve auf. Dass der Gesichtsausdruck eines Toten die Widerspiegelung des letzten erlebten Ereignisses ist, gehört aber in das Reich der Märchen. Auch theatralische Gesten, die auf den Mörder hinweisen, oder das dramatische Hochhalten des Bildes der geliebten Frau sind Unsinn, der mit der Realität wenig gemeinsam hat.

Sobald die Fäulnis einsetzt, löst sich die Starre durch Zersetzung der Fasern nach ca. 24 Stunden, meist in der gleichen Reihenfolge, wie sie entstanden ist. Dieser Prozess ist aber wiederum sehr von den Umgebungsbedingungen abhängig.

Die **Fäulnis** zählt schon zu den späten Leichenerscheinungen und ist ein anaerober (also ohne Sauerstoff) ablaufender Reduktionsvorgang des Gewebes, hervorgerufen durch Bakterien und Pilze. Feuchtes, sauerstoffarmes Milieu fördert den Vorgang der Fäulnis. Erstes Zeichen ist eine grünliche Verfärbung im rechten Unterbauch, da hier der Dickdarm, im Speziellen der Blinddarm, der Bauchdecke am nächsten kommt. Innerhalb der Darmlichtung bilden sich durch die Bakterien schwefelhältige Gase, die mit dem Blutfarbstoff Hämoglobin eine chemische Verbindung eingehen und das sogenannte Sulfhämoglobin bilden, welches eine grüne Eigenfarbe besitzt. Dieses Fäulnisprodukt durchsetzt, getrieben durch den entstehenden Gasdruck, schließlich die Bauchwand und färbt die überdeckende Haut grünlich. Dieser neue Hautteint breitet sich langsam über den Bauch und letztlich den gesamten Körper aus.

Eine besondere Auffälligkeit stellt das »Durchschlagen« der Venenzeichnung dar. Unter Ihnen gibt es sicherlich zarte junge Damen mit feiner, leicht transparenter Haut, sodass Sie Ihr

Adergeflecht als bläuliche Gefäßzeichnung wahrnehmen. Genauso müssen Sie sich das faulige Durchschlagen vorstellen, nur dass der grünliche Farbton vorherrscht. Der Körper wird dabei zunehmend aufgedunsen, das Gesicht wird rundlich, es wirkt gebläht und geschwollen. Die Lider quellen kugelförmig hervor, die Augenspalten werden dadurch schlitzförmig zusammengepresst. Die Lippen werden wulst- bis wurstartig aufgetrieben, wie bei einem extremen, silikonunterspritzten Kussmund. Die Oberfläche beginnt zu »safteln«, wird glitschig, klebrig, die Haut hebt sich ab, Fäulnisblasen bilden sich. Die Körperfarbe wird allmählich schmutzig-grünlich-bräunlich bis blauschwärzlich, es stinkt erbärmlich faulig, eine Gülle- oder Jauchengrube ist dagegen nur eine matte Sache!

Die **Verwesung**, eine weitere späte Leichenerscheinung, ist ein trockener, sauerstoffabhängiger, daher oxidativer Zerfallsvorgang, der oft als Synonym für Fäulnis gebraucht wird. Wenn man aber unterscheiden möchte, kann die Verwesung als Initialveränderung aufgefasst werden, die durch Besiedelung von Fäulnisbakterien den faulenden Vorgang bewirkt.

All diese Verfallsvorgänge können durch verschiedene Einflüsse verlangsamt werden, wobei wir die Maximalvariante von den ägyptischen Mumien her kennen; sie wird daher als Mumifikation bezeichnet. Voraussetzung ist z. B. ein Sandgrab, welches das Versickern der Fäulnisflüssigkeit erlaubt. Auch verstärkter Luftzug und Lufttrockenheit in Grüften oder auf Dachböden sowie klimatische Bedingungen fördern die Mumifikation. Die Haut trocknet, wird lederartig bis schwartig, um letztlich derb, rostfarben und pergamentartig zu werden. Die inneren Organe faulen meist und die sich ansammelnde Flüssigkeit kann die Fettwachsbildung (Adipocire; lat.: *adeps, adipo-* = Fett, franz.: *cire* = Wachs) einleiten. Je nach der Entstehung unterscheiden wir prinzipiell in Trocken-, Kälte- und Moormumien. Die Trockenmumien entwickeln sich bei heißer, trockener oder feuchterer und kühler Luft, bei Letzterem aber nur unter zugigen Bedingungen.

In Torfböden oder in Wüsten finden sich fast Idealbedingungen. Schnee und Eis konservieren ebenso gut, wie wir am Südtiroler »Ötzi«, einer Gletschermumie, vor Augen geführt bekommen haben.

Die antiken Ägypter betteten im Übrigen den kompletten Leichnam des Pharaos in Natron, das am Ufer des Wadi-en-Natrun-Sees gewonnen wurde, nachdem zuvor alle Organe bis auf das Herz aus dem Körperinneren geborgen und in Kanopenkrügen verwahrt worden waren. Teile des Hirns wurden ja bekanntlich über die Nase nach Durchstoßen des Nasendachs mit einem stielförmigen Werkzeug mit hakenförmigem Ende herausgekratzt. Danach wurde das Organ mithilfe einer in die Schädelhöhle eingespritzten Flüssigkeit weitgehend in einen breiig bis flüssigen Zustand übergeführt, sodass es leichter abrinnen konnte. Die Ergebnisse sind, so würde ich sagen, sehr ansprechend, wenn man beispielsweise Ramses II. im Nationalmuseum in Kairo besucht. So mancher Konservator kniet geistig voller Bewunderung vor der altägyptischen Technik nieder.

Aber nicht nur die alten Ägypter, sondern auch moderne Menschen – vermeintliche Romantiker –, die ihre Frauen mumifizieren, vollbringen Einzigartiges. Hierzu ein Beispiel, wie es sich alle Jahre wieder findet:

Ein älteres Ehepaar wohnt in einer Kriegszinswohnung. Als die alte Dame verstirbt, kann sich der Ehegatte nicht von ihr trennen und beginnt die zunehmend faulende Leiche am ganzen Körper mit beigen Fußbandagen zu umwickeln. Der elastische Stoff saugt die Körperflüssigkeit auf, sodass er diese jeden Tag wechseln muss. Wegen des Geruchs lüftet er häufig. Nach einiger Zeit fällt den Nachbarn auf, dass sie seine Frau schon länger nicht gesehen haben, und sie fragen: »Wie geht es denn Ihrer Frau?« Er antwortet, dass er sie ausreichend versorge und brav, wie er ist, jeden Tag bandagiere. Natürlich glauben die ahnungslosen Hausbewohner, dass er ihr nur die Beine zwecks Durchblutungsförderung und Thromboseprophylaxe mit Binden umwickelt.

Es vergehen Monate, ja sogar Jahre, bis der Geruch im Stiegenhaus so unerträglich wird und das Misstrauen so gewachsen ist, dass die Polizei verständigt wird. Der Lokalaugenschein der Behörde erbringt eine mumifizierte Frauenleiche, die im Bett fein säuberlich aufgebahrt ist, am Nachttischchen das Hochzeitsbild mit einer rötlich funkelnden Grabkerze. Allerdings – und hier endet die romantische Ausrede des Ehemanns, er könne seine große Liebe nicht dem Erdgrab übergeben – kassierte dieser jeden Monat, ebenso brav, ihre Pensionszahlung.

Vielleicht fragt sich nun so mancher unter Ihnen: »Wie hat er das geschafft, ohne sich am Leichengift zu infizieren und selbst zu sterben?« Meine Damen und Herren, das sogenannte Leichengift gehört in die Welt der Mythen, denn es existiert nicht. Eine Kollegin von mir hielt einen Sezierkurs für Studierende und während einer ausführlichen Erklärung, in einem kurzen Moment der Unachtsamkeit, verletzte sie sich. Ganz beunruhigt wurden die Teilnehmer des Sezierkurses still. Eine bleich gewordene Kommilitonin traute sich dann doch mit leiser Stimme zu fragen: »Frau Professor, müssen Sie nun sterben?« Gerührt wegen der Sorge um sie, konnte die Pathologin aber klarstellen, dass nur bei infektiösen Krankheiten wie einer Hepatitis C oder AIDS wirklich Gefahr bestünde, beim Fehlen von aggressiven oder nicht therapierbaren Keimen jedoch grundsätzlich keinerlei Gifte im toten Körper bestünden, die den Obduzenten hinwegraffen könnten.

Nun zurück zu den späten Leichenerscheinungen, und zwar zur Fettwachsbildung. Wie oben erwähnt entsteht Adipocire unter Luftabschluss durch Verseifung des Körperfetts. Im Museum für Gerichtsmedizin sind einige zur Gänze in Leichenwachs verwandelte Tote zu besichtigen, die einen schaurig-gruseligen Eindruck vermitteln. Die Körper behalten ihre äußere Form. Je nach Feuchtigkeitsgrad besteht der Leichnam aus einer mäßig weichen, schmierigen, teils körnigen, mörtelartig brüchigen, kreidig-fettigen Masse mit gelblich-grauweißlicher bis rötlichbrauner Farbe, die einen ranzig-käsigen und modrigen Geruch ausdünstet. Durch Lufttrocknung wird diese zunehmend gipsartig, gibt einen tönernen Klang und lässt sich in Äther bzw. Alkohol auflösen.

Ein letzter, mir wichtiger Punkt zu den Merkmalen des Todeseintritts sind jene Veränderungen, die nicht mit Gewissheit erlauben den Tod festzustellen:

Als **unsicheres Zeichen** des Todes ist die **Totenkälte** (Algor mortis) zu nennen, die sogar in manchen Lehrbüchern als ein sicherer Hinweis angeführt ist – aber auch ein Unterkühlter ist eiskalt! Natürlich nimmt die Körpertemperatur, je nach Umgebungsbedingungen und rektal gemessen, um 1 Grad/Stunde ab. Dennoch kann von einem kalten Körper niemals auf einen eingetretenen Tod geschlossen werden. Weitere unsichere Zeichen des biologischen Todes sind die **Vertrocknungen** und die **Hornhauttrübung**, die beide durch Flüssigkeitsverdunstung bewirkt werden.

All diese Vorgänge sind, wie erwähnt, von Umgebungsbedingungen, der Grundkrankheit und vielen anderen Variablen bestimmt.

Wie lange benötigt nun ein Leichnam, bis dieser zu »Staub« zerfallen ist?

Einen Anhaltspunkt gibt uns die Casper'sche Regel, die besagt, dass die Geschwindigkeit der Zersetzung im Wasser zweimal und in der Erde achtmal schneller verläuft als an der Oberfläche bzw. bei einem der normalen Luft ausgesetzten Körper (Luft : Wasser : Erde = 1 : 2 : 8). Abgesehen davon sind natürlich alle Begleitumstände mit einzuberechnen. Im Freien sind dies eben Witterung, Erdbeschaffenheit, Tierfraß – so mancher Fuchs, Vogel oder Nager hat neben den Ameisen und Fliegenmaden einiges Interesse an totem Gewebe. Im Sarg oder gar in der Gruft verzögert sich der Verwesungsprozess. Durch die Konservierung oder Einbalsamierung wird das Verrotten noch weiter aufgehalten. Hierbei wird das Blut durch eine verwesungshemmende Substanz ausgetauscht.

Zu Staub zerfallen können wir aber natürlich sehr rasch künstlich in einem Krematorium. Für das gänzliche Verbrennen zu Asche werden aber über lange Zeit sehr hohe Temperaturen benötigt. Wer einen Toten einfach mit Benzin übergießt und glaubt, es bleibt kein Rest, der täuscht sich!

So schließe ich meine Vorlesung mit einem mir wichtigen Gedanken. Der Tod wird heute zunehmend aus unserem Alltag verdrängt und doch ist er ein wesentlicher Bestandteil unserer diesseitigen Existenz. In der schnelllebigen Moderne scheint kein Platz mehr für das »Memento mori« (Gedenke, dass du sterben wirst), das aber der eigenen Sinnfindung helfen sollte und kann. Bewusster Umgang mit der eigenen Vergänglichkeit wirkt sich unmittelbar auf unser tägliches Verhalten aus! Demut und Wertschätzung sind wichtige Leitlinien unseres Lebens und nicht Statussymbole oder Machtgier. Schon die griechische Inschrift im Tempelbezirk zu Delphi weist uns darauf hin: »Erkenne dich selbst.« Denn eigentlich sind wir Sternenstaub und kehren wieder in die Unendlichkeit der Schöpfung zurück.

Gerichtliche Medizin

Oft werden Gerichtsmediziner und Pathologe in einen Topf geworfen. Aber auch wenn beide mit Verstorbenen zu tun haben, unterscheidet sich ihr Aufgabenspektrum doch ganz wesentlich. Wie schon zuvor erwähnt, führen die auch als Rechtsmediziner bezeichneten Kollegen im Auftrag des Gerichts (Untersuchungsrichter nach Anzeige bei der Staatsanwaltschaft) die **gerichtliche Obduktion** durch.

Diese ist notwendig bei Verdacht auf oder Vorliegen offensichtlichen Fremdverschuldens:
- gewaltsamer Tod durch dritte Hand (z. B. Mord, Totschlag; Misshandlungen oder Verkehrsunfälle mit Todesfolge usw.)
- Tod während der Narkose
- Tod durch Kurpfuscherei (= Nicht-Ärzte führen illegal eine ärztliche Tätigkeit aus)
- Feststellung der Identität (unbekannte Leiche, Massentodesfälle, Leichenteile)

Die Rechtsmediziner erstellen dabei Gutachten für das Gericht. Es gilt, dem Richter für die Wahrheitsfindung bei der Beweiswürdigung Hilfestellung vonseiten der Medizin zu geben. Der Gerichtsmediziner ist damit ein »Wissender der Materie«, der dem Richter mit seinem Sachverstand in allgemein verständlichen Worten die für das Verfahren wichtigen Fragen beantwortet.

Dazu folgende Fallgeschichte:

An einem Samstagabend geht der 58-jährige Werner X. in sein Stammbeisel. Nach etlichen Krügeln Bier gerät er mit dem 22-jährigen Hans Y. wegen eines Fußballspiels in Streit. Zunächst bleibt es bei einem Wortgefecht, das durch gegenseitiges Hin- und Herstoßen weiter an Emotionalität gewinnt. Das Polizeiprotokoll gibt den weiteren Verlauf der Auseinandersetzung wieder:

»Werner X. nennt Hans Y. ›einen buckeligen, damischen Hund‹, wobei Hans Y. mit seiner rechten Hand Werner X. eine Ohrfeige gibt. Werner X. fasst Hans Y. mit beiden Händen im Brustbereich an seinem Hemd, das dabei zerreißt. Er schreit ihn dabei an: ›Du Sau, I bring di um.‹ Hans Y. gibt an, sich bedroht gefühlt und Werner X. mit mäßiger Kraft nach hinten gestoßen zu haben. Dieser gerät ins Taumeln und stürzt rücklings mit dem Hinterkopf auf die Kante des Tresens. Werner X. sinkt zu Boden und bleibt bewegungslos liegen. Die Schankkraft ruft telefonisch die Rettung herbei. Der Notarzt stellt den Tod fest und der Tote wird der Gerichtsmedizin überstellt.«

Es gilt in diesem Fall nun zu klären, ob Hans Y. eine Schuld am Tod des Werner X. trifft. Im Gutachten wird das Obduktionsergebnis mit der Beschreibung der Verletzung – Genickbruch mit Einklemmung des Rückenmarks – angeführt. Zusätzlich wird der Gehalt an Blutalkohol von 2,3 Promille angegeben. Überdies wird als wichtiger Nebenbefund erhoben, dass Werner X. hochgradig degenerative Veränderungen an den Halswirbeln hatte.

Nach Kenntnisnahme des Obduktionsergebnisses will der Richter wissen, ob Werner X. den Anprall auf der Tresenkante ohne die bestehende Erkrankung der Halswirbelsäule überlebt hätte, und auch, ob er nur gestürzt sei, weil er zu sehr alkoholisiert war. Diese und ähnliche Fragen sind für den Richter von größter Bedeutung, denn sie helfen ihm einzuschätzen, wie schwer das Vergehen des Beschuldigten war.

Es ist rechtlich ein Unterschied, ob man jemanden stößt, der durch übermäßigen Alkoholgenuss zu Sturz kommt und dabei stirbt, weil er darüber hinaus eine vorgeschädigte Wirbelsäule hat, oder ob der Stoß so heftig ist, dass diese Gewaltanwendung allein ausreichend für den Tod ist. Der Richter vermag dadurch zwischen einer Notwehrhandlung mit schicksalhaftem, tragischem Verlauf und einer schweren Körperverletzung mit Todesfolge zu unterscheiden. Alle Aussagen (z. B.: Wer hat mit dem Streit begonnen? Hat der Beschuldigte glaubhaft angemessen reagiert? usw.) und das Gutachten des Rechtsmediziners erlauben im Gesamten die Einstufung des Vorfalls.

Auf diese Weise wird auch über die mögliche Haftung von Hans Y. entschieden. In diesem Fall wurde kein schuldhafter Zusammenhang zwischen dem Stoß und dem Tod gesehen. Denn wäre Werner X. aufgrund seiner Alkoholisierung versehentlich gestürzt, hätte er sich genauso schwer verletzen können. Auch hatte er eine gefährliche Drohung ausgesprochen und Hans Y. tätlich attackiert.

Wichtige Fragestellungen in anderen Fällen sind beispielsweise, ob ein Autofahrer einen auf der Straße Liegenden lebend oder tot überrollt hat, oder – für die Feststellung der Erbfolge – wer bei einem Unfall zuerst verstorben ist – eine gerade bei Patchwork-Familien sehr wichtige Frage.

Aber auch Rechtsmediziner haben nicht nur mit Toten zu tun. Sie führen überdies verschiedene Untersuchungen bei Lebenden durch:
- Verletzungsgutachten (z. B. Ausmaß eines Peitschenschlagsyndroms nach Auffahrunfällen; Verletzungen infolge von Misshandlungen oder Vergewaltigungen)
- Feststellung der Arbeits-, Verhandlungs-, Haftfähigkeit
- Invaliditätsbestimmung
- DNS-Analyse zum
- Vergleich der in der Spur (z. B. Sperma, Blut, Haare, Schweiß, Harn, Kot) gefundenen DNS mit jener eines potenziellen Täters
- Vaterschaftstest
- Vergiftungsanalyse
- Blutalkoholbestimmung

Die **sanitätspolizeiliche Obduktion** ist ein Überlappungsbereich der Arbeit von Gerichtsmedizinern und Pathologen. Beide werden, je nach Bundesland, dafür herangezogen:

- um die Todesursache (bei natürlichen Ursachen) festzustellen,
- Fremdverschulden auszuschließen,
- wenn kein oder nur ein unzureichender ärztlicher Behandlungsschein vorliegt,
- wenn es sich um einen Selbstmord handelt, wo in der Folge beispielsweise zusätzliche chemische Analysen notwendig sind (z. B. Vergiftung); nicht jedoch bei eindeutigen Situationen (z. B. Sturz aus großer Höhe),
- wenn eine wichtige epidemiologische Krankheit vorliegt (früher z. B. AIDS – heute: Creutzfeldt-Jakob-Krankheit) bzw. bei Gefahr einer Seuche.

Wenn der Schein trügt – der Scheintod

Tiefer Schlaf

Es ist ein schöner Maitag, der Frühling zeigt sich, indem die Bäume vor dem Fenster prachtvolle weißrosa Blüten tragen, der Duft strömt ins Zimmer und betört, sodass das Diktieren zur unliebsamen Last wird. Der Tag ist schon weit fortgeschritten, die Dienstzeit schon lange um. Plötzlich läutet das Telefon. Es ist mein Kollege Georg, der meint: »Hast auch ka Lust mehr? Komm doch vor zum Portier! Trink ma a Bier.« Abgespannt und müde sage ich zu, tausche das Hopfengetränk aber lieber gegen ein koffeinhältiges Cola.

Ich blicke aus dem Fenster, ein grauer Kastenwagen fährt vor. Die Bestatter entladen einen Blechsarg mit rot-weiß-roter Zeichnung und tragen ihn ins »Eishaus«. Plötzlich ein wildes Geschrei, darunter die Worte: »Hert's Burschen, die schnauft ja no!« Georg und ich springen auf und laufen zum Ort des Tumultes. Mittlerweile liegt eine recht betagte Frau am Boden, der Transportsarg steht mitten im Raum. Einer unserer altvorderen Kollegen kniet neben der »Leiche«, sein Ohr dicht neben der Nasenöffnung, den Blick zum Bauch gerichtet. »Holt's den Herzalarm, I glaub', die lebt no!«

Minuten später trifft das Notarztteam unseres Krankenhauses ein und stellt mittels EKG fest, dass einzelne Herzaktionen noch vorhanden sind. Sofort werden intensivmedizinische Maßnahmen gesetzt und die Frau wird auf unsere Intensivmedizin verbracht. Tags darauf verstirbt sie. Aus der geplanten sanitätspolizeilichen Obduktion ist nun ein Fall für die Staatsanwaltschaft geworden. Die notwendige Anzeige wird mittels Fax an das Gericht weitergeleitet. Dieses beauftragt einen

Gerichtsmediziner, zur Klärung des Hergangs eine Obduktion durchzuführen. Alle rätseln, warum die Frau als tot eingeschätzt wurde.

Wie bei allen alten Menschen ergibt die Sektion eine Reihe von Erkrankungen, die für einen Tod aus natürlicher Ursache ausgereicht hätten. Der Gerichtsmediziner entnimmt zahlreiche Proben aus dem Hirn und der Leber sowie Urin und Blut zur chemisch-toxischen Analyse.

In unserem Fall erfahren wir einige Wochen später, dass die chemische Analyse eine Barbituratvergiftung (Schlafmittel) als Ursache des Scheintodes aufdeckte.

Gelächter

Es ist spätnachts, ich fahre die Bundesstraße entlang, stundenlang. Die Fahrbahn bietet einen Lichtkegel, der mir das gelblich schimmernde Licht meiner Scheinwerfer vom Asphaltband zurückwirft. Monoton gleicht eine Minute der anderen. Doch da – was ist das – war das ein Körper? Ich halte an. Neben dem Bankett, in einem kleinen Graben, ein teils von Schnee bedeckter Mann. Ich trete an ihn heran. Ein kalter, starrer Körper, dessen intensiver Geruch nach Alkohol mich ganz benebelt. Ich prüfe seinen Puls an der Halsschlagader und fühle – nichts! Mittlerweile hat auch ein anderer Autofahrer angehalten. »Der is hin!«, vermeint dieser und wundert sich, als ich das Hemd des Mannes hochziehe, um die rückennahen Flanken zu inspizieren. Ich erkläre ihm, dass ich schaue, ob ich Totenflecken erkennen kann. Da ich keine sehe, bitte ich ihn die Rettung zu alarmieren. »So a Bledsinn, der is tot! Wos wüllst no!« Also greife ich zu meinem Handy und verständige die Sanität mit dem Hinweis, dass ich nicht sicher sei, ob es sich um einen Scheintoten oder eine Leiche handelt. Danach mache ich mich daran, eine Mund-zu-Mund-Beatmung und eine anschließende Herzdruckmassage durchzuführen – ganz wie man es im Erste-Hilfe-Kurs lernt. Schallend lachend wendet sich der andere Autofahrer wieder ab, steigt in seine Karosse und braust davon. Allein gelassen bibbere ich in der Kälte vor mich hin, jeder Atemstoß in den Mund des vermeintlich Toten ist begleitet von einem Kältenebel, der an seinem Kinn und an der Nase vorbeigleitet. Ich bemühe mich, meinen Mund dichter an seinen zu drücken, damit nicht so viel Luft verloren geht. Langsam hebt sich der Brustkorb. Nach zwei Beatmungen suche ich den Druckpunkt auf dem Thorax, strecke die Arme durch und presse in einem schnellen Rhythmus meine überlappenden Hände ruckartig auf den Körper. Laut zählend und leicht keuchend wechsle ich nach 30 Druckmassagen wieder zur Beatmung, um den Vorgang zyklisch immer und immer wieder zu wiederholen. Zunehmend werde ich aber schlampiger, der Mund ist nicht mehr so angepresst, die Arme werden schwer, die Geschwindigkeit nimmt ab. Mein Puls hingegen rast, mein Atmen hat sich fast in ein Hecheln verwandelt und ich denke: Verdammt, wann kommt bloß die Rettung? Dazu dröhnt das Gelächter des Autofahrers in meinen Ohren nach wie ein Echo und ich fürchte, die Rettungsmannschaft könnte mich vielleicht genauso auslachen. Endlich höre ich in der Ferne das Folgetonhorn des Einsatzfahrzeuges.

Kaum angekommen, springen die Burschen aus dem Kastenwagen, versorgen den Leblosen, während ich abseits im Schotter hocke und vor mich hinschnaufe. Notarzt ist keiner mitgekommen. So bringen die Sanitäter den Betroffenen auf der Trage in das Rettungsauto, besteigen mit einem lauten »Danke!« das Frontabteil und rasen davon. Ich sitze am Boden und beginne nun wieder leicht zu frieren. Wie nach einem Dauerlauf erhebe ich mich nur mühsam, putze den Schnee von meiner durchnässten Hose ab und wanke zu meinem Auto. Als die Heizung anfängt Wärme zu spenden, bin ich erleichtert und beginne mich zu erholen.

Während der ganzen Fahrt und mehrere Tage hindurch, ja sogar heute noch, spukt es in meinem Hirn, was wohl aus diesem Mann geworden ist – ich habe nie etwas von diesem Vorfall gehört oder gelesen. Nur das schrille Gelächter, das höre ich manchmal noch, besonders bei Nachtfahrten.

Im Angesicht des Todes

Agonie und Rote Rüben

Es war meine Zeit im Pflegedienst auf einer onkologischen Station. Ich liebte es. Endlich konnte ich als Student im medizinischen Bereich arbeiten und Geld verdienen. Keine langweiligen Englisch-Deutsch-Übersetzungen deutscher »Made in China«-Produkte waren mehr angesagt. Jetzt wirklich! Direkt am Patienten! Das war es!

So lernte ich die Arbeit der Pflege mit all deren Mühsal und Plage kennen.

Einige Schlaglichter aus dieser Zeit:

7 Uhr morgens: Dienstübernahme, Betten machen, Verbände wechseln, Frühstück austeilen, schwache Patienten füttern.

Bettlägerige aufsetzen, umbetten, Fußbandagen anlegen, Wäschewechsel (nach Blutabnahme oder Setzen einer intravenösen Kanüle, weil einige Ärzte wieder einmal meinten, ein Aderlass auf das Bettzeug sei angebracht).

Visite, neue Verbände, Leibschüssel bringen, holen, putzen. Nierentassen mit Erbrochenem entsorgen, laufen, rennen, bücken. Trösten, Hand halten, beruhigen. Mundhygiene, Windeln wechseln, ins »Glück« greifen. Urinflaschen leeren, Kathetersackerln austauschen.

Infusionen vorbereiten, an- und abhängen, Blutdruck messen.

Mittagessen austeilen, füttern, Schüssel holen, bringen, putzen ...

Szenenwechsel. 3 Uhr morgens: »Schüssel bitte.« 4 Uhr: Ein Patient erbricht, ein anderer fiebert, der nächste hat Schmerzen. 5 Uhr: Bettlägerige waschen, kämmen, Windeln wechseln. 6 Uhr: Medikamente austeilen, Fieber und Puls messen, Urinflaschen leeren, Windeln wechseln, Erbrochenes entsorgen. 7 Uhr: Dienstübergabe.

Eine schöne, aber sehr anstrengende Arbeit! Gerade auf einer Onkologie gehört der Tod zum Alltag. Eine Krebserkrankung zählt sicher zu den schlimmsten Erfahrungen auf dem letzten Weg. Schmerzen, Hilflosigkeit, Wut, Entsetzen und Trauer. Erinnerungen und Tränen. Oft hatte ich das Gefühl, wenn ein Patient immer schwächer wurde, sein Atemhauch kaum mehr eine Feder zu heben vermochte, dass es bald zu Ende gehen würde. Doch immer wieder bemerkte ich eine deutliche Besserung. Ich freute mich – doch die Kollegen meinten, dies sei nur das letzte Aufbäumen, bevor der Körper an Lebenskraft verliert.

So auch im Fall einer 65-jährigen Frau, die an beidseitigem Brustkrebs litt. Ihre Lungen, ihre Leber und ihre Knochen – alle voll Metastasen. Sie erzählte mir über ihre Jugend, wie hübsch sie einmal gewesen war und wie sehr sie ihren Mann geliebt hatte. Er war an einem Herzinfarkt verstorben, zehn Jahre vor ihr.

Eines Tages wollte sie wieder einmal kein Mittagessen, nur Tee. Am Nachmittag holte sie mich mit der Bettklingel: »Ich hätte so einen Gusto auf Rote Rüben. Haben Sie welche?« Irgendwie wollte ich ihr den Wunsch erfüllen. Ich telefonierte mit der Küche, die den Salat auch offen hatte, und holte in einer ruhigen Minute eine Portion. Die Patientin war schon recht schwach, aß ein paar Bissen und war selig.

Noch am selben Abend fiel sie in Agonie. Das Bewusstsein trübte sich immer mehr, die Atmung wurde langsam, röchelnd, die Lider waren meist geschlossen. Am Ende sackte der Brustkorb zusammen. Flüssigkeit lief aus dem Mund, die Augen offen, die Pupillen weit.

Das Ende.

Ein stilles Gebet. Amen.

Der vorletzte Weg

Franz Willibald, ein 74-jähriger Mann, der moribund auf der Pflegestation lag, verstarb nach langer Qual. Klinisch litt er unter einem Prostatakarzinom, das bereits in viele Knochen und andere Organe metastasiert hatte. Er musste unglaublich heftige Schmerzen ertragen. Trotz hoher Morphingaben stöhnte er permanent. Es war schauerlich, dies mitzuerleben. Im Schwesternzimmer entbrannte fast täglich die Diskussion um die Sterbehilfe.

Die Euthanasie, wie der Fachbegriff dafür lautet, ist in Österreich verboten. Traurig bekannt hatten die Euthanasie die Nationalsozialisten gemacht; die aber mordeten und praktizierten keine Sterbehilfe im eigentlichen Sinn. Denn behinderte Menschen als unwert zu bezeichnen und sie unter einem falschen Begriff umzubringen, ist eine Gräueltat, die nichts mit dem eigentlichen Gedanken der Euthanasie zu tun hat. Dennoch ist Euthanasie nicht nur »aktive« Sterbehilfe, wie dies gerne umschrieben wird, sondern nichts anderes als bewusstes Töten! Wir Ärzte sind dem Leben verpflichtet, und einen Menschen zu töten, auch auf seinen Wunsch hin, kann und darf von uns nicht verlangt werden! Die Sterbehilfe in Form einer menschlichen Begleitung und Schmerzlinderung dahingegen ist eine ureigenste ärztliche und pflegerische Verpflichtung.

Wir litten alle mit Herrn Willibald und hofften, dass unser Herrgott bald Erbarmen haben möge. Als der Tag gekommen war, bemerkte Schwester Gundi, dass er von uns gegangen war. Der Stationsarzt stellte die klinischen Zeichen des Todes fest, danach wurde er mit einem Leintuch bedeckt und in das Totenzimmer gebracht. Schwester Gundi legte eine Rose, die in einer Vase an seinem Bett gestanden war und die seine Frau bei einem ihrer Besuche mitgebracht hatte, in seine gefalteten Hände. Zusätzlich zu dem Plastikarmband mit seinem Namen bekam er um den linken Knöchel den »Fußpass« gewickelt, der seine persönlichen Daten samt Todestag und -stunde angab. Abends kamen die Prosekturgehilfen und führten den Verstorbenen auf die Pathologie. Dort wurde der Körper in ein Kühlfach mit 4 Grad Celsius eingebracht, um die Verwesung zu bremsen.

Am nächsten Morgen erkundigte sich der Prosektor nach der Krankengeschichte und besprach mit dem stationsführenden Oberarzt, ob eine Obduktion notwendig sei. Aufgrund der klaren klinischen Situation wurde einvernehmlich auf eine Leichenöffnung verzichtet. Der Prosektor besichtigte die Leiche, inspizierte diese gründlich, stellte die Totenflecken und die eingetretene Totenstarre fest. Somit galt Herr Willibald als »wirklich« tot. Nach dieser Leichenbeschau, die genauso wie eine Obduktion in den meisten österreichischen Ländern frühestens drei Stunden nach dem klinischen Tod durchgeführt werden darf, wurde der Totenschein ausgefüllt.

Todesursache: generalisierte Metastasierung
Grundleiden: Prostatakarzinom

Die Bestattung brachte mittlerweile den Buchensarg, der an einem Ende eine messingfarbene Metalltafel mit den Personendaten und den Friedhofsangaben aufwies. Die Prosekturgehilfen zogen Herrn Willibald den Anzug an, den seine Frau abgegeben hatte. Sie rasierten und kämmten ihn. In der Einsargung, jenem Raum, wo der Körper in den Sarg gebettet wird, wurden ihm dann noch die vertrocknete Rose und ein Holzkruzifix mit Rosenkranz in seine Hände gegeben. Auf Wunsch der Gattin wurde ihm auch wieder sein Ehering an den Finger gesteckt.

Am frühen Nachmittag holte die Bestattung den Sarg mit dem Verstorbenen und brachte ihn zum Friedhof.

Abschied

Auf Wunsch der Angehörigen kann der Verstorbene im Spital in einem eigenen Verabschiedungszimmer, entweder auf der Station oder in der Pathologie, aufgebahrt werden, damit Verwandte und Freunde Abschied nehmen können. Es sind dies entweder

Zimmer, die wie ein herkömmliches Krankenzimmer aussehen, oder eigens dafür eingerichtete kapellenartige Räume. Die Angehörigen sind hier allein oder gemeinsam mit einem religiösen Beistand. Natürlich ist immer ein Bediensteter des Spitals in der Nähe, um bei Bedarf behilflich zu sein.

Auf der Pathologie ist in der Regel nach Totenbeschau oder Obduktion eine Verabschiedung möglich. Die verschiedenen Religionsgemeinschaften haben aber auch eigene zeremonielle Rituale, die sie auf der Pathologie ausüben dürfen. Dies ist auch jener Moment, wo ich den Angehörigen der Toten unseres Spitals die Möglichkeit eines Gesprächs anbiete. Besonders wichtig ist dies natürlich nach einer Obduktion, denn hier gilt es für mich als Fachmann, die erhobenen Befunde zu erläutern. Der lateinische Spruch »*Hic locus est, ubi mors vivos docet*« (»*Hier lehrt der Tod die Lebenden*«) gewinnt hier mehr Bedeutung als nur jene der Qualitätssicherung.

Bei diesen Angehörigengesprächen erkläre ich, warum eine Obduktion durchgeführt werden musste und warum der Tod eingetreten ist. Ich schildere in einfachen und verständlichen Worten die Erkrankungen der oder des Verstorbenen und mache auf Vorsorgemaßnahmen aufmerksam. Oft werde ich gefragt, ob der Tod qualvoll war oder nicht und ob es schnell gegangen sei. Wichtig ist dabei, auf etwaige Erbkrankheiten hinzuweisen oder diese auszuschließen. Manche Menschen haben Schuldgefühle und fürchten am Tod ihres Lieben mitverantwortlich zu sein – Selbstvorwürfe, die im Regelfall ungerechtfertigt sind –, und ich helfe ihnen, die realen Zusammenhänge zu erkennen.

Ich begegne dabei aber auch Menschen, die oft selbst die Komplikationen einer Krankheit, z. B. eines Diabetes, unterschätzen. So erkläre ich ihnen, dass die Mutter, der Vater, der Opa oder die Oma gerade an einer der Spätfolgen der Zuckerkrankheit verstorben sind, weil sie die vorgesehene Therapie nicht konsequent genug und nur halbherzig eingehalten haben. Ich selbst kenne das von meiner Großmutter: »Ich hab immer schon so g'lebt!

Was soll ich mich jetzt auf meine alten Tage noch ändern?« Aber ein paar Jahre hätte ich sie auch noch gerne gehabt und ihre Lebensqualität wäre durch die regelmäßige Einnahme der Tabletten und die Einschränkungen in der Ernährung nicht wirklich beeinträchtigt worden. Mit vielen anderen Alterserscheinungen müssen wir genauso zurechtkommen, nur können wir diese oft nicht therapeutisch beeinflussen. So sollte man wenigsten dort aktiv mitwirken, wo es möglich ist. Dennoch reagieren manche Menschen auf derlei Argumente mit:»Ich werde doch noch machen dürfen, was ich will, auch wenn ich dann kürzer lebe. Es ist ja *mein* Leben!« Da frage ich mich dann, ob z. B. der eigene Enkel denn so unwichtig ist. Haben wir nicht eine Verantwortung gegenüber unseren Kindern und Kindeskindern?

So ist der Tod hier Lehrmeister für die Angehörigen! Und ich als Pathologe bin der letzte ärztliche Diener des Verstorbenen. Wenn so mancher meint:»Tote haben keine Lobby«, möchte ich ihm unsere täglich geübte Praxis als Beispiel entgegenhalten, dass Pathologen und Gerichtsmediziner die verborgenen medizinischen Anwälte der Verstorbenen und der Hinterbliebenen sind.

Tod

Da liegt er nun – ein zu beschauender Toter. Der Körper kalt, die Farbe fahl-weißlich. Aus dem Mund ist gelblich-rötliches Sekret abgelaufen. Er wirkt wie ein Schlafender, und doch ist es anders. Was ist es, das mich den Tod erkennen lässt? Die fehlende Atmung, der Blechtisch? Sind es die eingefallenen Augen oder vielleicht die blauen Lippen? Komisch!

Es ist die Stille – denn kein Geräusch, kein Laut ist zu hören. Der Körper liegt einfach da, keiner außer mir ist anwesend. Regungslos und steif, ein Körper ohne Lebenshauch – kalt und stumm, ein verblasster Mensch.

Ich fange mich und beginne die sicheren Merkmale des Todes

zu prüfen. Zunächst drücke ich das Kinn nach unten, um den Mund einsehen zu können, doch dies geht nur mit brachialer Gewalt, um die Totenstarre der Kiefermuskeln zu lösen. Im Mund dann eine trockene, leicht bräunlich belegte Zunge, das Gebiss ist plombenreich, einzelne Goldkronen blitzen aus der dunklen Höhle und ich erinnere mich an die Erzählungen, als man den Toten diese kleinen Schätze entfernte. Auch Gedanken an die Fotos in Yad Vashem, der Holocaust-Gedenkstätte in Israel, steigen auf. Diese zeigen, was die Naziverbrecher den ermordeten Juden antaten, nachdem sie deren Körper durch die Gräueltat entseelt hatten. Die selbst ernannten »Übermenschen« beraubten die Opfer noch posthum ihrer letzten verbliebenen Würde. Sie schändeten die Toten, indem kübelweise Goldkronen, Schmuck, Geldbörsen, Schuhe gesammelt wurden – wie erbärmlich, wie widerwärtig! Aber was musste ich erst jüngst aus deutschen Landen erfahren: »Es ist nicht alles strafbar, was unanständig und anstößig ist.« Ein Richterspruch, der zu denken gibt! Es soll demnach erlaubt sein, das verbliebene Zahngold aus der Toten-Asche in Krematorien zu sammeln und gesetzlich gedeckt zu verkaufen!? (3.9.2007 www.sueddeutsche.de; www.stern.de). Wie sagte schon Knieriem in Nestroys *Lumpazivagabundus:* »Da wird einem halt angst und bang. Ich sag': D'Welt steht auf kein' Fall mehr lang.«

Ich denke genauso an die Hypophysenräuber, die sich durch die Entnahme dieses winzigen Organs ebenso zu bereichern wussten. Für mich ist dies nicht nur Abschaum, sondern dessen Sud im Rinnsal der Barbarei.

Wieder muss ich mich fangen, denn eigentlich soll ich weiter prüfen, ob dieser Mensch wirklich tot ist. Meine Gedanken haben sich schließlich auf diese Totenbeschau zu konzentrieren! Ich hebe die Arme des Toten oberhalb der Ellbogen und merke die Unbeweglichkeit. Ähnlich verfahre ich mit den Beinen – auch diese verharren in der Stellung, als ob sie noch auf der Unterlage lägen. Mit aller Kraft wende ich nun den Leichnam, um mir den Rücken anzusehen. Ich ziehe dazu an einem der Arme, fasse das nach »Brechen der Totenstarre« angewinkelte Bein in der Kniekehle und drehe den Körper zur Seitenlage, ganz analog zur stabilen Lagerung bei der Ersten Hilfe. Tief blauviolett verfärbt zeigt sich der ganze Rücken – nein, nicht der ganze! Die Schulterblätter und der Steißbereich sind frei. Schon wieder schweifen meine Gedanken ab und mit einem milden inneren Lächeln denke ich an das kleine gallische Dorf aus den Asterix-Heften. Nein, nicht ganz Gallien ist besetzt, ein kleines Dorf ist noch frei! Mein Gott, denke ich, wenn jemand merken würde, wie unaufmerksam ich bin und welche Gedanken in mir aufkeimen.

Also – nun weiter! Sind die Totenflecken wegdrückbar? Ich drücke vorsichtig – nichts bewegt sich. Ich drücke abermals, jetzt stärker, und da beginnt sich der Daumen als kleine, ovale, rötliche Delle an der Haut widerzuspiegeln, der tiefe, satte Violett-Ton, der an die katholisch-liturgische Farbe der Fastenzeit und bei Begräbnissen erinnert, weicht einem Abendrot.

Ich bin bereit

Eines Nachmittags kommt ein 70-jähriger Mann in mein Büro. »Herr Doktor! Bitte, ich hätte da eine dringende Frage!«

Ich bitte den Mann weiter, ersuche ihn Platz zu nehmen und erwidere: »Gerne! Wie kann ich Ihnen helfen?«

»Ich möchte Ihnen meinen Körper schenken.«

»Wie? Jetzt? Sofort?«

Dabei versuche ich mir das Lachen zu verkneifen, um den älteren Herrn nicht zu brüskieren. Aber der Gedanke an den Monty-Python-Film *Der Sinn des Lebens* drängt sich derart auf, dass mir doch ein Schmunzeln entweicht. In diesem Film besuchen zwei Herren in Weiß einen Mann, der sich nach seinem Ableben als Organspender zur Verfügung stellen möchte. Sie besuchen ihn und meinen, dass es jetzt so weit sei – sie würden dringend seine Leber benötigen. Auf die Antwort, er lebe ja noch, wird er darauf hingewiesen, dass dies nicht mehr lange der Fall sein wird. In einer Art Obduktion am Lebenden wird ihm dann unter Geschrei und spritzendem Blut das Organ entfernt. Seine Frau »überzeugen« die abstrusen Herren letztlich auch noch. Diese recht makabre Filmszene, die wohl die schwärzeste Form des Humors darstellt, läuft wie ein Kurzfilm in meinem Kopf ab. Mit zusammengebissenen Zähnen und gesenktem Kopf erwarte ich die Antwort des zur Körperspende bereiten Mannes.

»Nein, nein, Herr Doktor! Noch bin ich ja nicht tot! Aber leider werde ich es bald sein. Wissen Sie, ich leide an Lungenkrebs und habe schon überall Metastasen. Zum Atmen benötige ich regelmäßig Sauerstoff. Im Auto habe ich die kleine Sauerstoff-Flasche mit der Atemmaske.«

»Ach, so! Bitte entschuldigen Sie, aber im ersten Moment wusste ich nicht ...«

»Kein Problem, Herr Doktor! Es ist sicher ungewöhnlich, dass Sie das jemand fragt.«

»Ja, das stimmt. Aber trotzdem kann ich Ihnen weiterhelfen.«

»Das ist nett! Wissen Sie, ich habe alle meine letzten Dinge bereits geregelt. Wer was von meinem spärlichen Hab und Gut bekommt. Ich habe mich mit einigen Menschen noch ausgesöhnt und meine Schwester in London besucht. Jetzt bleibt dann eigentlich nur, wie ich bestattet werden möchte. Ich find' ja, dass ein Grab viel zu teuer ist. Das Geld sollen meine Enkel lieber für was Wichtigeres ausgeben. Ich hab' g'meint, sie sollen lieber a Bild von mir mit einer Kerze in den Herrgottswinkel stellen und ich schenk' mich der Wissenschaft. Beim Gunther von Hagens in seiner Ausstellung enden ist aber nix für mich. Wissen S', ich hab' keine Lust, dass lauter Menschen wie ich dann in einer Halle auf mei Zumpferl schauen. Da is' mir schon lieber, dass die Studenten was von meinem Körper haben.«

Auf seinen Wunsch hin erzählte ich ihm von meinem Sezierkurs auf der Anatomie und wie wichtig mir diese Erfahrung war. Denn keine noch so gute 3D-Animation am Computer vermag die Erfahrung des räumlichen Charakters am toten Menschen zu ersetzen. Auch konnte ich einfache Operationstechniken an der Leiche durchführen, da die Verstorbenen dafür die Einwilligung gegeben hatten.

Ich erzähle ihm, dass aber, wenn erforderlich, dennoch eine Obduktion eines Pathologen Vorrang hat. Denn es muss ja zunächst der gesetzliche Auftrag erfüllt werden.

»Bin ich dann noch von Nutzen?«

»Ja! Ihr Körper hilft den Studierenden trotz der Obduktion. Wir Pathologen zerstören oder verstümmeln ja nichts. Es werden alle Organe inspiziert und Orientierungsschnitte gesetzt. Gewisse anatomische Präparationen sind dann wohl nicht möglich, aber der menschliche Körper bietet eine so große Vielfalt, dass anatomische Studien auch nach der Obduktion des Pathologen möglich sind.«

Ich gebe ihm Adresse und Telefonnummer des zuständigen Anatomischen Instituts. Er wird von dort einen Körperspendeausweis, aber kein Geld erhalten. Und, wenn es einmal so weit ist, wird ein Leichenbeschauer oder ein Pathologe seinen Tod bescheinigen. Sein Körper wird danach vom Institut für Anatomie geholt. Dort eingelangt wird sein Blut durch einen verwesungshemmenden Stoff ersetzt und der Leichnam in ein Formol-Bad gelegt, damit der gesamte Körper konserviert wird. Dort verbleibt dieser, bis er für einen Lehrkurs benötigt wird.

Was ist Pathologie noch?

Die Pathologie beschreibt ja eigentlich die ganze Medizin, denn übersetzt bedeutet der Begriff nichts anderes als die »Lehre vom Krankhaften«. Mit Pathologie beschäftigt sich also die gesamte Heilkunde mit all ihren Fächern. Die klinische Pathologie als Fachgebiet ist demnach die Grundlage der Medizin, die man sich als Baum vorstellen kann. Der Stamm wird durch die großen Fächer wie Chirurgie und Innere Medizin gebildet. Die anderen, teils kleineren Fächer repräsentieren die Äste. Ohne Wurzeln ist der Baum aber nicht lebensfähig und schöne Blüten werden nur durch eine gesunde Nahrung aus den Wurzeln ermöglicht. Die Wurzeln bestehen aus den Grundlagenfächern (z. B. Anatomie, Physiologie – die Lehre von den regulären Körperfunktionen –, Pathologie) und der Wissenschaft.

Befragt man ein etymologisches Lexikon, so steht dort zu lesen, dass »Pathologie« eine Wortschöpfung des 16. Jahrhunderts ist. Ausgehend von den griechischen Wörtern *páthos* (Leid, Schmerz) und *lógos* (Wort, Rede, Lehre) wurde im Mittellateinischen das Kompositum *pathologia* gebildet. Im 18. Jahrhundert wurde »pathologisch« für »krankhaft« verwendet und im 19. Jahrhundert schließlich jener Wissenschaftler, der sich mit dem Gebiet der Pathologie beschäftigt, Pathologe genannt. Im 19. Jahrhundert wurde sogar die heutige »Innere Medizin« noch als »Spezielle Pathologie und Therapie« bezeichnet. Ist die »Pathologie« im engeren Sinn nun also die Lehre der gestaltlichen Veränderungen, die sich mit dem morphologischen Erscheinungsbild krankhaft veränderter Körperstrukturen befasst? An sich Ja. Nur ist die Beurteilung von Organoberflächen ebenso Aufgabe beispielsweise eines Chirurgen, der solche krankhaft veränderten Organe oder Organteile entfernt. Wie wäre es um die Patienten bestellt, würde nicht krankhaftes, sondern gesundes Gewebe entfernt? Dieses Wissen um das Aussehen von geweblichen Veränderungen ist unerlässlich, damit die richtige Diagnose nicht verfälscht oder verunmöglicht wird. Auch der Dermatologe oder der Kinderarzt beäugen Ausschläge oder Hauttumoren. Und in der Endoskopie (z. B. Magen-/Darmspiegelungen) werden ebenfalls morphologische Veränderungen erhoben, deren »Schattenbilder« der Radiologe für seine Diagnostik benützt. Daher ist eine genaue Ausbildung in der Pathologie für Studenten und angehende Fachärzte von immanenter Bedeutung. Dass neue Ausbildungsvorschriften unser Fach immer mehr hinausdrängen, ist ein fataler Fehler und mir ein Rätsel!

Wie schon anfangs erwähnt, ist das Obduzieren nur ein Teil der gesamten Arbeit eines Pathologen. Der Obduzent als Mensch wird ja gern im Licht eines der Realität Entrückten dargestellt. Mir ist bewusst, dass sich die wenigsten vorstellen können, einen Menschen zu sezieren. Aber deswegen muss man doch nicht krank sein, um einen solchen Beruf auszuüben! Wir Pathologen sind also nicht morbide, sezierlüsterne, verschrobene, heimtückische, spiritistische Esoteriker, die bei Vollmond den Teufel anrufen, um Todesursachen zu klären, und die Schädel der Verstorbenen in Glasvitrinen lagern!

Was ist nun die *spezifische* Arbeit der Pathologen?

Im folgenden Kapitel soll daher mit Missverständnissen und Vorurteilen aufgeräumt und ein klares Bild unserer täglichen Arbeit skizziert werden.

Pathologie im Dienst des lebenden Menschen

Um zu erkennen, ob das Bild wahr oder falsch ist,
müssen wir es mit der Wirklichkeit vergleichen.
Ludwig Wittgenstein, *Tractatus logico-philosophicus*, 2.223

Gemessen an den allgemein üblichen Vorstellungen von der Arbeit eines Pathologen – »er obduziert«, bekommt man da meist zu hören – klingt diese Überschrift grotesk, entspricht aber der

Realität. Das Aufgabengebiet der Pathologen umfasst neben der Obduktion (Synonym: Autopsie) die feingewebliche Untersuchung aller Gewebsproben, die einem toten, aber auch einem lebenden Menschen entnommen werden. Der humorige Spruch »Der Pathologe kann alles, weiß alles, nur ist es dann schon zu spät« mag sogar auf die Titelseite eines Buches gelangt und der Witz sehr amüsant sein, doch bezieht er sich auf die alte pathologische Anatomie, die in der autoptischen und damit postmortalen Diagnostik ihr Auslangen fand. In der modernen klinischen Pathologie steht die Diagnostik von Krankheiten an entnommenen Gewebsproben im Vordergrund. Der neu eingeführte Zusatz »klinisch« soll daher auch auf den Wandel unseres Faches und die klinische Verwendung unserer Diagnosen am Krankenbett aufmerksam machen.

Ein Beispiel soll veranschaulichen, welche Rolle der klinischen Pathologie zukommt.

Ein 52-jähriger Mann klagt über immer wiederkehrende Magenschmerzen, manchmal mit Übelkeit verbunden, die im Zusammenhang mit der Nahrungsmittelaufnahme stehen. Sein Arbeitskollege, der angeblich unter den gleichen Symptomen leidet, empfiehlt ihm ein Medikament, das die Magenschmerzen im Nu verfliegen lassen soll. Zufällig findet sich genau dieses Medikament, das einer weißen Emulsion ähnelt, in der privaten Familienapotheke, weil der Hausarzt es seiner Frau zu einem anderen Zeitpunkt verschrieben hat. Trotz Verwendung dieses Medikamentes verschlimmern sich die Symptome, bis sich schließlich Erbrechen, heftige, teils stechende Oberbauchschmerzen und Fieber hinzugesellen. Der Bauch wird aufgebläht und bretthart. Der herbeigeholte Rettungsarzt überstellt den Patienten in das nächstgelegene Krankenhaus, in welchem in der Notaufnahme eine chirurgische Intervention beschlossen wird.

Der Chirurg eröffnet die Bauchhöhle (Laparotomie) und stellt dabei einen Magendurchbruch fest. Diese fachlich als Perforation bezeichnete lochartige Verbindung des Mageninnenraumes mit der Bauchhöhle führte dazu, dass Mageninhalt in den Bauchraum mit den frei beweglichen Darmschlingen gelangte. Ausgangspunkt war ein Geschwür, das die Magenwand kontinuierlich zerstört hatte. Im Randbereich dieses Ulkus findet sich grauweißliches, sehr derbes Gewebe, das der Operateur nicht näher zu deuten weiß. Ist es ein bösartiger Tumor? Oder ein »gewöhnliches« Magengeschwür? Eine Frage, die den weiteren Verlauf der Operation sehr erheblich beeinflusst. Ist es notwendig, nur einen Teil des Magens zu entfernen, oder muss der gesamte Magen mit seinen Lymphdrüsen reseziert werden?

Zur Klärung ist dafür eine feingewebliche (= histologische) Diagnose notwendig – allein das makroskopische Bild hilft hier nicht. Der Chirurg entnimmt eine Probe von diesem auffälligen und suspekten Gewebe. Dieses als Probeexzision (PE) bezeichnete Präparat wird nun in ein passendes Gefäß eingelegt und mit der Rohrpost oder per Boten zur Pathologie geschickt. Während des Eingriffes wird so vom zuständigen Pathologen ein »Schnellschnitt« bzw. »Gefrierschnitt« erbeten. Wenige Minuten nach der Entnahme fällt die »Bombe« mit dem Präparat in unseren Sammelcontainer der Rohrpost und es ertönt ein Klingelzeichen, kombiniert mit dem Aufleuchten eines gelben Warnlichtes. Falls ein Bote das Präparat überbringt, klingelt er mit einer kleinen Metallglocke, um eine unserer biomedizinischen Analytikerinnen (BMA oder wie früher geläufig: medizinisch technischen, Assistentin; MTA) zu verständigen – Warnleuchte wie bei der Rohrpost geht beim Boten allerdings keine an!

Eine der diensthabenden MTAs quittiert den Empfang, übernimmt die Probe und verständigt den Pathologen. Dieser inspiziert das Gewebe, entnimmt aus dem Präparat (je nach Größe) ein oder mehrere repräsentative Gewebsstücke, die nun bei – 24 Grad in einem Gel »aufgefroren« werden (daher *Gefrier*schnitt!). Sehr kleine Proben werden zur Gänze so bearbeitet. Das bei Zimmertemperatur flüssige und transparente Gel erstarrt nun zu einer harten, weißlichen Masse. Erst dadurch wird das Gewebe im Mikrotom so dünn schneidbar, dass eine mikroskopische Untersuchung ermöglicht wird. Der 2 μm dünne Schnitt muss allerdings noch gefärbt werden, da die gewebseigene Farbe eine Beurteilung im Lichtmikroskop nicht zielführend erlaubt. Die Färbung und Vorbereitung zur Mikroskopie benötigt circa zehn Minuten. Danach kann das übersandte Gewebe nun optisch betrachtet werden und mit geschultem Auge erstellt der Pathologe die Diagnose.

Bei unserem Beispiel handelte es sich um ein entzündliches Ulkus, das durch Bakterien verursacht wurde. Diese Diagnose wird anschließend über Gegensprechanlage oder persönlich, wenn der Gefrierschnittplatz im OP integriert ist, sofort mitgeteilt. Hätte es sich um einen bösartigen Tumor des Magens (Magenkrebs) gehandelt, wären sogar noch weitere Schnellschnitte notwendig geworden. Apropos *Schnell*schnitt: Die gesamte Aktion nimmt im Regelfall mit 20 Minuten weniger Zeit in Anspruch als das Schreiben oder Lesen der Schilderung dieser Untersuchung.

> Der moderne Pathologe ist der »Detektiv mit dem Mikroskop« und der »Lotse der Therapie«.

Was geschieht mit meinem entfernten »Blinddarm«?

Auch hier kommen die Pathologen ins Spiel. Es ist heute vorgeschrieben, dass alle einem Menschen entnommenen Gewebeproben histologisch untersucht werden müssen. Organe/Organteile in den »Mistkübel« zu werfen, ist daher heute nicht erlaubt und war auch früher nicht üblich. Anders als beim Schnellschnitt wird das Präparat erst nach der Operation auf die Pathologie geschickt, da das Ergebnis der Histologie aller Voraussicht nach keinerlei weiterer operativer Maßnahmen bedarf. Wir bezeichnen diese folgende mikroskopische Untersuchung als »Histologie«, obwohl es genau genommen eine »pathologische Histologie« zur Diagnostik von Krankheiten ist, die der Pathologe und nicht ein Histologe durchführt. Der eigentliche Histologe erforscht in der Regel die nicht krankhaft veränderten mikroanatomischen Strukturen.

Die Appendix (Wurmfortsatz des Blinddarms), die aufgrund einer Entzündung entfernt werden musste, wird in ein mit Formalin gefülltes Gefäß gebracht, damit das Gewebe bis zur weiteren Aufarbeitung nicht zu faulen beginnt. Im Gegensatz zum Schnellschnitt muss das Präparat mit Formalin »fixiert« werden, bevor es einer weiteren Verarbeitung zugänglich gemacht werden kann. Abhängig von der Größe des Präparates wird dieses 12–24 Stunden in Formalin belassen und danach einer makroskopischen Begutachtung durch einen Pathologen unterzogen. Hierbei geht es in erster Linie darum, dass auffällige Veränderungen bzw. repräsentative Abschnitte der Appendix in Paraffin eingebettet werden. Dieser als »Zuscheiden« oder »Herausschneiden« bezeichnete Vorgang ist bei großen Präparaten notwendig, da kaum ein ganzes Organ histologisch untersucht werden kann (Abb. 3). Der finanzielle wie auch zeitliche Aufwand wäre derart groß, dass die täglich anfallenden Mengen an zu untersuchenden Gewebeproben, explantierten Organen oder Organteilen nicht mehr zeitgerecht durchgeführt werden könnten – und dann wäre es vielleicht wirklich schon zu spät!

Wie schon angesprochen, können Gewebe nur dann sehr dünn geschnitten werden, wenn diese in einem harten Einbettungsmedium eingebracht sind. Wenn kein Schnellschnitt notwendig ist, wird das Formalin-fixierte und herausgeschnittene »Material« in Paraffin eingebettet, danach mithilfe eines Mikrotoms von den MTAs geschnitten und gefärbt. Abschließend erfolgt die Befundung durch die Pathologen mithilfe des Mikroskops und das Ergebnis wird als schriftlicher Befund mit Diagnose der Klinik übersandt (Abb. 4). In schwierigen und/oder dringenden Fällen wird der Befund vorab schon telefonisch mitgeteilt.

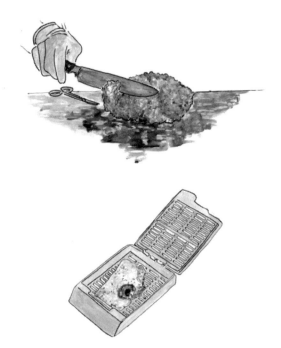

Abb. 3: Beim »Herausschneiden« wird diagnostisch wichtiges Gewebe in eine Kunststoffkassette eingelegt.

Sofern es spezielle Fragen oder Diagnoseprobleme gibt, sind zusätzliche Sonderfärbungen oder die sogenannte Immunhistochemie notwendig (siehe weiter unten).

> **Die feingewebliche (histologische) Befundung von operativ entferntem Gewebe ist eine der Hauptaufgaben der Klinischen Pathologie.**

Auch bei Verstorbenen ist es oft notwendig, während der Obduktion kleine Gewebeproben zu entnehmen, um mikroskopisch einer Krankheit nachgehen zu können. Dabei versteht sich, dass wir nicht gleich den Verstorbenen »eventerieren«, also ihn nicht all seiner Organe berauben. Bis auf die entnommene Probe wird daher alles im Leichnam belassen bzw. wieder zurückgegeben.

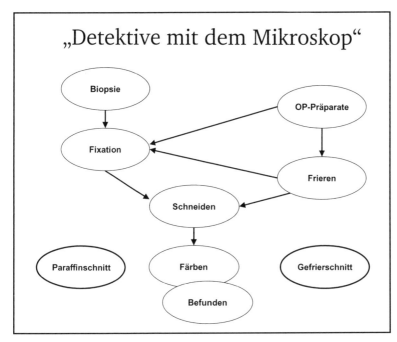

Abb. 4

Natürlich liegt z. B. der Magen dann nicht mehr unbedingt im Oberbauch, sondern kann nach unten oder seitlich verrutscht sein – aber dies ist wohl nicht mehr relevant.

Das Gewebe von Verstorbenen wird genauso verarbeitet und untersucht wie das der Lebenden, allerdings wird die Lebendhistologie verständlicherweise bevorzugt und rascher abgewickelt.

Histologische Befundung wird auch zur Unterstützung der Diagnostik bei der Autopsie angewandt.

Was ist eine Biopsie?

Biopsien sind kleine Gewebeproben, die normalerweise ohne Narkose, meist unter örtlicher Betäubung, von einem Patienten

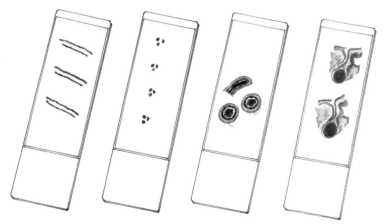

Abb. 5: Aussehen von histologischen Präparaten. Von links nach rechts: Stanzbiopsie (z. B. Prostata), Knipsbiopsie (z. B. Magen), Appendix, Hautstück mit Tumor.

gewonnen werden (Abb 5). Zurückkommend auf unser Beispiel des 52-jährigen Mannes mit Magenschmerzen, hätte dieser sich auch gleich in ärztliche Behandlung begeben können. Sein Hausarzt hätte ihn wegen chronischer Magenschmerzen mit dem Verdacht eines Magengeschwürs zur Magenspiegelung überwiesen. Unter Verwendung eines Endoskops wird dabei der Magen inspiziert und das Geschwür noch vor einer Perforation entdeckt. Natürlich ist auch in dieser Situation rein makroskopisch nicht eindeutig ein gutartiger von einem bösartigen Prozess abzugrenzen. Über das liegende Endoskop kann der Untersucher (z. B. Internist oder Chirurg) eine sehr kleine, mit einem Führungsstab versehene Biopsiezange einführen. Unter videooptischer Kontrolle (das Endoskop enthält ja auch eine Optik) werden ein oder mehrere winzige Gewebspartikel entnommen. Auch diese werden in einem Formalin-gefüllten Gefäß zur Pathologie geschickt und genauso wie Operationspräparate (Appendix, Gallenblase, Gaumenmandeln, Tumoren, Schilddrüsen, Darmteile, Amputate usw.) weiterverarbeitet.

Bei Organen, die nur über die Haut zugänglich sind (z. B. weibliche Brust, Leber), wird eine Biopsie mittels »Stanzpistole« durchgeführt. Auch die Prostata wird bei Verdacht auf Bösartigkeit über das Rektum (Mastdarm) gestanzt. Bei der weiblichen Brust werden vor allem suspekte Knoten biopsiert.

Im Unterschied dazu ist eine Probeexzision (PE) größer und wird in der Regel durch oder bei einer Operation gewonnen: Es wird z. B. ein kleines Stück eines Tumors entfernt und mit dem weiteren Vorgehen auf den histologischen Befund gewartet. Der Vorteil der PE ist, dass wir Pathologen meist mehr Gewebe zur Beurteilung vorliegen haben, was bei schwierigen Fällen sehr hilfreich sein kann. Damit ist natürlich auch die Gefahr geringer, einen diagnostischen Fehler zu begehen oder einem »*sampling error*« (Probenfehler, weil diese nicht repräsentativ) zu unterliegen. Eine Zangenbiopsie etwa im Magen hat 2 mm im Durchmesser, eine gute Stanzbiopsie aus der Prostata 10 : 1 mm! Die Größe einer PE liegt meist weit darüber.

> **Befundung von bioptisch gewonnenem Gewebsmaterial ist eine weitere Aufgabe der pathologischen Histologie und damit des Pathologen.**

Zytologie

In der Zytologie werden Diagnosen von Erkrankungen mit Hilfe von Zellausstrichen gestellt. Hier wird nicht ein zusammenhängendes Gewebe befundet, sondern an einzelnen Zellen den Spuren und Zeichen von Krankheiten nachgespürt. Zellen können aus Punktaten von Ergüssen (z. B. Bauchwasser) oder durch Aspiration (Ansaugen) über eine Spritze (Feinnadelpunktion) gewonnen werden. Zellen in Flüssigkeiten müssen mit einer speziellen Zentrifuge auf einem Glasobjektträger verteilt werden. Wenn ein Organ allerdings leicht zugänglich ist (z. B.

Mundhöhle, Muttermund der Gebärmutter), kann davon über einen Abklatsch oder Abstrich Zellmaterial abgelöst werden. Das mittels Tupfer oder Spatel erhaltene Zellmaterial wird auf Objektträgern ausgestrichen und dann entsprechend gefärbt. Anhand der Eigenschaften der einzelnen Zellen aus diesen Abstrichen oder Flüssigkeiten kann vor allem auf deren Bösartigkeit geschlossen werden. Als Beispiel für eine der wichtigsten Anwendungen ist der Krebsabstrich der Frauen beim Gynäkologen zu nennen. Gerade die Krebsabstriche und deren Auswertung durch den Pathologen stellen einen enormen Beitrag zur Vorsorgemedizin dar. Seit den 1960er-Jahren konnten dadurch viele Krebsfrühformen bei oftmals sehr jungen Frauen ermittelt und so die Häufigkeit des Gebärmutterhalskrebses deutlich reduziert werden. Voraussetzung für den Erfolg war/ist natürlich, dass die Frauen regelmäßig den Frauenarzt aufsuchten. Durch eine Zusatzbestimmung kann auf das Vorliegen von Infektionen mit Hochrisikovarianten der **h**umanen **P**apillom**v**iren (HPV) im Bereich des Gebärmutterhalses geprüft werden. Grundsätzlich unterscheidet man zwischen Virusinfektionen mit geringem Risiko und solchen mit hoher Wahrscheinlichkeit, dass Krebsvorstufen oder gar ein bösartiger Tumor entstehen könnten. Es werden damit jene Frauen herausgefiltert, die einer regelmäßigen Kontrolluntersuchung bedürfen.

Werden schwere Krebsvorstufen entdeckt, muss ein Keil des Gebärmutterhalses, der diese Zellanomalien aufweist, vom Frauenarzt in einer Operation entfernt werden. Um die atypischen Bereiche über die Scheide auf dem äußeren bzw. im Inneren des Muttermundes sehen zu können, trägt der Gynäkologe einen Farbstoff auf, der optisch in gesunde und pathologische Bereiche trennen lässt. Dies erlaubt nur eine grobe Abschätzung, sodass uns Pathologen die Aufgabe der Beurteilung der Ränder zukommt.

Der operativ entfernte Keil bzw. Kegel (Konus) wird histologisch in durchschnittlich 200 Schnitten zur Gänze aufgearbeitet und dabei darauf geachtet, ob die bösartigen Veränderungen oder deren Frühformen alle erwischt wurden. Leider sind derartige Prozesse multifokal, wobei Atypien an verschiedenen, weit voneinander entfernten Stellen gleichzeitig vorliegen können. Manchmal verstecken sich diese Zellen tief in den Schleimdrüsen und entziehen sich der Diagnose. Daher ist die regelmäßige Kontrolle beim Frauenarzt so unerlässlich!

Auch achten wir – wenn bereits Krebs entstanden ist – darauf, inwieweit dieser Zugang zu Blut- oder Lymphgefäßen gefunden hat, denn erst dann kann der Tumor metastasieren. Früh entdeckter Krebs des Gebärmutterhalses hat ja noch nicht die Fähigkeit, Metastasen zu bilden, da er die Barriere, die man sich wie die Leitschiene einer Autobahn vorstellen kann, noch nicht durchbrochen hat. Daher arbeiten wir den gesamten Operationskegel (Konisat) auf, um auch die kleinste Stelle eines Durchbruchs (Invasion) durch die »Leitschiene«, die Basalmembran, festzustellen. Falls der Tumor invasiv ist, muss letztlich die gesamte Gebärmutter entfernt werden.

> **Die Zytologie ist eine weitere Säule der klinisch-pathologischen Diagnostik, die ebenfalls erheblichen Anteil an der Vorsorgemedizin hat.**

Krebsdiagnostik

Eine der wichtigsten Aufgaben der Pathologie besteht in der Diagnose von bösartigen Tumoren. Während die klinische Untersuchung, die Endoskopie, Laborbefunde, Ultraschall und Röntgen Hinweise auf Krebserkrankungen geben, ist der pathologische Befund beweisend. Demzufolge haben unsere Diagnosen ein großes Gewicht und sind oft mit sehr schwerwiegenden Folgen für die Patienten verbunden. Durch die histologische Beurteilung wird auch die Krebsart festgestellt, die für die Therapiewahl entscheidend ist. Manche Tumoren sprechen nämlich besser auf eine cytostatische Therapie, manche besser auf eine Bestrahlung an. Die Ausdehnung des Malignoms gibt Aufschluss, wie operativ vorgegangen werden kann bzw. muss. Besondere Eigenschaften wie z. B. Hormonrezeptoren eröffnen weitere Therapieoptionen. Doch dazu sind oftmals Spezialuntersuchungen notwendig. Eine davon ist die Immunhistochemie, bei der spezielle Zelleigenschaften durch eine Färbung dargestellt werden. Am besten bekannt sind hierbei die Hormonrezeptoren für Östrogen und Progesteron. Ein Rezeptor ist wie ein Schloss, das mit passendem Schlüssel gesperrt werden kann. Im Fall von Brustkrebs können die Tumorzellen also die »Schlüssellöcher« für die weiblichen Hormone Östrogen/Progesteron aufweisen. Wenn die Hormone andocken, drängen sie die Zelle, sich zu vermehren. Daher bewirken vorhandene Hormonrezeptoren an den Tumorzellen bei Brustkrebs ein schnelleres Wachstum des Tumors. Wenn wir diese Rezeptoren immunhistochemisch nachweisen, kann der Onkologe eine Antihormontherapie durchführen. Dies bedeutet, dass gleichsam ein Gegengift verabreicht wird, das zwar in das Schloss passt, aber nicht sperrt. Der Rezeptor ist nun »verparkt«, der reguläre Wachstumsreiz durch ein Hormon verhindert. Wenn der Tumor der Patientin in der Färbung keine Rezeptoren aufweist, wird auch eine Antihormontherapie keinen Sinn machen.

Derartige Therapien, durch die z. B. das Tumorwachstum gehemmt wird, haben in den letzten Jahren sehr zugenommen. Die Pathologie prüft nun alle in Frage kommenden Therapiemarker, um den Onkologen die Wahl der Medikamente zu erleichtern. So versteht sich abermals das Schlagwort, dass der Pathologe der »Lotse der Therapie« ist! Vergessen darf man dabei auch nicht, dass dadurch eine selektive Therapie ermöglicht wird. Patienten erhalten nur jene Therapie, die ihnen hilft! Da derartige Medikamente recht teuer sind, trägt die Pathologie zusätzlich dazu bei, dass das richtige Medikament beim passenden Patienten angewendet wird. Ein »*trial and error*« – ein Blindversuch, ob ein Medikament wirkt oder nicht – ist damit nicht notwendig.

Eine weitere neue und wichtige Arbeit besteht in der Genanalyse besonders von Tumoren und vererbbaren Erkrankungen. Gene sind ja unser Erbmaterial, das »Hirn« der Zelle. Gene organisieren den Ablauf und steuern und ermöglichen die Herstellung von Substanzen, die für die Funktion unseres Körpers notwendig sind. In der Molekularpathologie spüren wir genetischen Defekten nach, die für die Diagnose, für die Prognose oder für die Therapie von Bedeutung sind.

Ein bösartiger Tumor entsteht durch mehrere Genschäden, die die Zelle langsam in ein rücksichtsloses Monster verwandeln, das sich rascher vermehrt als die gutartigen Zellen. Wächst diese Gruppe an Raubrittern, wird gebrandschatzt, geplündert und zerstört. Bekommen diese Zellen Anschluss an ein Verteilungssystem wie die Blutadern, verteilen sie sich im gesamten Körper und bilden weitere Stätten der Bösartigkeit, die Metastasen. So werden im Körper zunehmend wichtige Bereiche zerstört, was am Ende den Tod des einzelnen Menschen herbeiführt.

Um die Achillesferse der Tumoren zu finden, betreiben wir mit der genetischen Analyse eine Art Betriebsspionage und hoffen, therapeutisch Ziele zu entdecken. Bei manchen Tumoren ist dies schon gelungen, doch besteht eine derartige Vielzahl an verschiedenen Tumoren, dass leider nur ein langsamer Weg beschritten werden kann. Aber »steter Tropfen höhlt den Stein«. Heute gibt es bereits viele neue Möglichkeiten in der Krebstherapie, von denen man zu Beginn meines Studiums nur träumen konnte.

> Die genetische Analyse der Molekularpathologie ist eine neue Untersuchungsform der Pathologie, die in der Diagnose und Therapie von bösartigen Tumoren und Erbkrankheiten hilfreich ist.

Bakteriologie und Serologie

Die meisten Pathologie-Institute und Laboratorien haben noch zwei weitere wesentliche Aufgaben.

Zum einen die Suche nach Keimen in Harn oder Blut. Dadurch kann der Erreger einer Infektionserkrankung ermittelt werden. Es ist wie das Ausheben eines Autokennzeichens, das es einem erlaubt, die Strafe an die richtige Person zu richten. In gleicher Weise wird in der Bakteriologie dem Keim ein Namen gegeben und das dazupassende Medikament festgestellt, um den Keim nicht nur zu strafen, sondern ihn gleich zu töten. So wird eine maßgeschneiderte Therapie bei Infektionskrankheiten erhoben, welche die Genesung des Kranken ermöglicht. Eine Aufgabe, die neben den Pathologen gleichermaßen die Fachärzte für Mikrobiologie und Hygiene wahrnehmen.

Zum anderen erstellt das serologische Labor aus dem Blut einen Nachweis von Tumormarkern, Abwehrkörpern gegen Viren und Medikamente, Hormonspiegel, Vitaminspiegel und vieles mehr. Allerdings werden viele dieser von der Pathologie durchgeführten Tätigkeiten bereits von der Abteilung für Labormedizin des jeweiligen Spitals übernommen.

> Die moderne Klinische Pathologie ist daher generell ein wesentlicher Partner für alle medizinischen Fächer, diagnostiziert Erkrankungen Lebender und Verstorbener, hilft bei der Weichenstellung der Therapie und trägt zur Qualitätssicherung sowie der Gesundheitsvorsorge bei.

Im Walhalla – die Histologie

Ein Jahr ist nun im »Hades« vergangen. Die Obduktionen sind im Wesentlichen zur Routine geworden, auch mit der Technik habe ich praktisch keine Probleme mehr. Eines Morgens werde ich von Frau Prof. Rassler angefunkt. Am Telefon schildert sie mir, dass ich nun schon lange genug seziere und damit bereit sei für das Herausschneiden der Operationspräparate. Yeahhhh!, jubiliere ich innerlich – endlich! Das Walhalla! Denn als »Hades-Knecht« wurde ich von den Älteren immer ein wenig belächelt, denn ausschließlich mit Toten zu arbeiten, ist nicht der Glanz unseres Faches.

Die erste Zeit hatte ich nur als Beisitzer dabei zu sein, um das Vorgehen kennenzulernen. Dazu schmökerte ich in den einschlägigen Fachbüchern, um mir das notwendige Wissen anzueignen. Abends ging ich zur Annahmestelle der Probenabgabe, um nachzusehen, welche Präparate am nächsten Morgen zu bearbeiten sein würden. Danach las ich wieder nach, um für den kommenden Tag gewappnet zu sein.

Da ja sogar kleine Organe wie die Gallenblase oder die Appendix (Wurmfortsatz des Blinddarms) üblicherweise nicht ganz in Paraffin eingebettet werden können, muss eine Auswahl an den zu entnehmenden Proben getroffen werden. Dies gilt natürlich in einem besonderen Maß für große Organe wie Magen, Leber oder Lunge. Neben allen Auffälligkeiten sind spezielle Abschnitte unbedingt in Paraffin einzubetten. So ist es z. B. bei Lungenkrebs notwendig, Gewebe aus dem Tumor zu entnehmen und den Übergang vom gesunden Organ zum bösartigen Knoten zur histologischen Aufarbeitung zu bringen. Die chirurgischen Ränder, die Beziehung des Tumors zum Brustfell und ein Vergleichsschnitt zur regulären Lunge sind weitere Bereiche für das Einbetten in Paraffin. Nach dem Herausschneiden wird das Material von den MTAs weiterverarbeitet, sodass schließlich histologische Schnitte zu mir ins Fach gelangen. Die Restpräparate bleiben allerdings nach dem Zuschnitt weiter in Formalin erhalten, damit jederzeit zusätzlich andere Gewebsabschnitte für eine histologische Untersuchung entnommen werden können. Zur Sicherheit bleiben die entfernten Organe oder Organteile sogar einige Wochen nach Abschluss des Befundes im »Nicht misten«-Schrank.

So lernt man mit der Zeit die richtigen Vorgehensweisen bei den verschiedensten Krankheitsfällen und erlebt dabei indirekt die unterschiedlichen Operationstechniken. Ja, manchmal erkennt man an der Art der Entnahme sogar die »Handschrift« des Operateurs. Bei gleichen Krankheiten neigen die einen Kollegen zu großzügigerem Vorgehen, während andere es knapp lieben. Einige können ihre Neugierde nicht bändigen und schneiden in das Präparat, um den Tumor zu sehen. Ein Vorgehen, das uns Pathologen nicht glücklich macht, denn bei bösartigen Tumoren werden dadurch die Abtragungsränder verfälscht, wodurch die Beurteilung beeinträchtigt wird.

So begann ich meine ersten histologischen Proben selbst zu gewinnen. Die ersten Monate waren geprägt von langen Sitzungen hinter dem Mikroskop. Ich hatte den Eindruck, dass alles gleich aussieht! Wie sollte ich dies nur jemals alles erlernen!? Der Stapel an gekauften Büchern wuchs rasant an, die Geldbörse wurde im gleichen Tempo geleert.

C.S.I. – Pathologie

Während C.S.I. im Englischen für »*crime scene investigation*«, also für eine Kriminalfall-Untersuchung mit Lokalaugenschein, steht, ist dies für die Pathologie nicht wirklich anwendbar – dafür sind mehr die Gerichtsmediziner und Kriminalbeamten zuständig. Allerdings decken wir Pathologen oftmals unbekannte Todesursachen auf, suchen detektivisch nach Erklärungen von Symptomen, dem Sitz und den Ursachen von Krankheiten. Damit repräsentiert die Pathologie eine »*clinical scene investigation*«, die wie eine klinische »Tatort-Untersuchung« verstanden werden kann.

Der Brusttumor

Eine 28-jährige junge Frau tastet unter der Dusche einen derben Knoten in ihrer rechten Brust. Komisch, denkt sie sich, kann das etwas Bösartiges sein? Als intensive Internet-Userin »googelt« sie unter dem Begriff »Brusttumor« und findet nur Hinweise auf »Brustkrebs«. Sie liest, dass dieser der häufigste Tumor der Frau sei, wie bedrohlich er sei, welche genetischen Veränderungen ihn bewirken könnten und wie die 5-Jahres-Überlebensrate sei. Einigermaßen beunruhigt ruft sie noch am selben Abend ihre Mutter an, die ihre Befürchtungen verstärkt. Ihre Mutter erzählt von einer Bekannten, die daran verstorben sei, dass auch ihre eigene Oma Brustkrebs gehabt und wie sehr sie darunter gelitten habe. Weiter beunruhigt beschließt die junge Frau, sich so schnell wie möglich an ihren Frauenarzt zu wenden.

Die folgende Nacht schläft sie kaum, ständig muss sie an den Knoten in ihrer Brust denken: Bin ich nicht zu jung? Aber von Kylie Minogue und Anastacia wird auch behauptet, dass beide an diesem bösartigen Tumor erkrankt seien. Die sind nicht viel, aber doch älter als ich!, versucht sie sich selbst zu beruhigen

– dennoch, die Nacht mag nicht vergehen. Immer wieder tastet sie nach dem Knoten. Ist er gut verschieblich? – Denn, so hat sie gelesen, bösartige Tumoren seien das meist nicht. Sie steht noch einmal auf und dreht ihren Laptop an. Nachdem sie die Anleitung zur Selbstuntersuchung im Web gefunden hat, stürzt sie zum Spiegel, hebt ihre Arme und starrt mit zusammengekniffenen Augenbrauen auf ihre rechte Brust: Senkt sich die Haut ein? Sind beide Brüste symmetrisch? Sie weiß nicht recht – ist da was?

Als endlich der Morgen anbricht, zieht sie sich an und bereitet ihren täglichen Kaffee zu. Stand da nicht auf einer Webseite, dass Kaffee Brustkrebs verhindert? Eilig läuft sie zu ihrem Laptop, bootet ihn und trommelt währenddessen nervös auf der Tastatur. »Komm schon, du Mistkerl ...«, hört sie sich sagen und zappelt mit den Füßen umher – so lange ist ihr der PC-Start noch nie vorgekommen. Unruhig, mit einem unguten Ziehen im Bauch sucht sie nach der Seite, die sie gelesen hatte. Da! Da steht es! »Die Studie von ... bestätigt, dass regelmäßiger und häufiger Genuss von Kaffee das Risiko von Brustkrebs senkt.« Mmmm, ich trinke gern, aber was ist häufig? Zweifelnd beschließt sie, ihr Frühstück zu beenden, lässt zur Sicherheit allerdings den Computer eingeschaltet. Während sie genüsslich den braunen Morgenstimulator schlürft, blättert sie im Telefonverzeichnis, um die Nummer des Frauenarztes herauszusuchen. Dr. Pfannenstiel ordiniert erst nachmittags, sodass ihr ein »Auch das noch!« entschlüpft.

Im Büro angekommen, geht sie schnurstracks zum Schreibtisch und beginnt wortlos, alles für die vorgesehene Besprechung am frühen Nachmittag vorzubereiten. Vertieft in die Unterlagen verfliegen die Stunden, doch zwischendurch blitzt der Gedanke an den Knoten durch ihr Gehirn. Nein, ich will jetzt nicht!, versucht sie ihre Gedanken wieder zu fokussieren. In der Mittagspause spricht ihre Kollegin sie an, was denn heute los sei, warum sie so schweigsam sei. »Ach nichts, hab' nur schlecht geschlafen.«

Um 13 Uhr ist die Ordination besetzt, und kaum erklingt der Stundenton im Radio, greift sie bereits zum Hörer, um anzurufen. »Erst in 14 Tagen? Geht es nicht früher?« Die innere Spannung bringt ihre Stimmlippen zum Zittern. »Aber der Tumor! Ich habe Angst!« Die Sprechstundenhilfe bittet die Patientin, sich einen Überweisungsschein für den Radiologen abzuholen und diesen in der Zwischenzeit zu besuchen, damit die Bilder der Mammografie bereits zur gynäkologischen Untersuchung vorliegen.

Unruhige Tage und vor allem Nächte folgen, bis die Röntgenuntersuchung durchgeführt werden kann. Im Wartezimmer zittert sie innerlich dem Fertigstellen der Bilder entgegen. Nach einigen Minuten bittet der Radiologe die schon von Angst zerrüttete Frau nach Sichtung der Filmfolien zur Ultraschalluntersuchung. »Herr Doktor, warum denn noch diese Untersuchung?« »Nun, Frau Sigismund, Ihr Drüsengewebe ist sehr dicht und das Mammogramm zeigt einen Knoten, den ich mit dem Schall gerne etwas genauer ansehen möchte.« Herta Sigismund legt sich auf die Untersuchungsliege und öffnet ihre Bluse. Dr. Seibel tastet vorsichtig, um schließlich mit einem »Ach, ja – hier ist der Knoten« zielsicher den Schallkopf darauf zu richten. Über den Bildschirm flimmern vor Hertas Augen irgendwelche weißlichen Striche und dunklen Flecken wie beim Rauschen des Fernsehers. Gebannt fixiert sie dieses Gemisch an Signalen.

Plötzlich! Ein kugeliges Etwas!

»Ist er das?«, fragt sie.

Mit einem herzlichen leisen Lacher erwidert Dr. Seibel: »Sie haben ein gutes Auge! Genau, das ist der Knoten, der gut begrenzt und, wie wir jetzt schon wissen, keine Zyste ist!«

»Was dann?«

»Ein bösartiger Tumor ist eher unwahrscheinlich, da dieser eine dorsale Schallminderung zeigen würde, und das ist bei Ihrem Knoten nicht der Fall. Es wird mit großer Wahrscheinlichkeit ein gutartiger Tumor sein, ein sogenanntes Fibroadenom!«

»Gott sei Dank!«, kommt es aus Hertas Mund, begleitet von einem Seufzer. »Allerdings, Frau Sigismund, sollten wir dennoch eine Gewebeprobe von diesem Tumor nehmen, damit wir absolut sicher sind. Aber seien Sie jetzt schon beruhigt, die Histologie wird sicherlich die jetzigen Befunde bestätigen!«

Herta nimmt beruhigt nochmals im Wartezimmer Platz, trotzdem kreisen ihre Gedanken um die Biopsie. Wie wird die wohl sein? Muss ich da narkotisiert werden? Doch kaum ist sie mit ihren Fragen allein, bekommt sie die Befundtasche mit Bildern und Arztbrief. »So schnell!?«, fragt sie überrascht. Die Sprechstundenhilfe erklärt, dass der Radiologe ein digitales Diktiergerät benutzt und eine Software zur Spracherkennung die den gesprochenen Befund in Schrift umwandelt. Fasziniert von den technischen Möglichkeiten, die heute auch in die Arztpraxen Einzug gehalten haben, schlendert sie nunmehr viel gelassener nach Hause.

Den Termin beim Gynäkologen kann Herta mit viel weniger Sorge abwarten. Dr. Pfannenstiel empfängt sie mit einem freundlichen Lächeln, bittet sie auf »den Stuhl« und hängt zwischenzeitlich die Röntgenbilder am Schaukasten auf. »Ach, ja – alles klar!« Er wiederholt die Tastuntersuchung und den Ultraschall, um letztlich seinem Kollegen recht zu geben. Am Schluss bespricht er mit Herta die geplante Biopsie und stellt als Alternative die sofortige Operation zur Wahl. Da der Tumor doch 5 cm groß ist, wäre es jedenfalls empfehlenswert, diesen gleich und zur Gänze zu entfernen. Ein Gefrierschnitt klärt noch während des Eingriffs die Dignität, also ob der Tumor gut- oder bösartig ist, sodass in Abhängigkeit von der Diagnose gegebenenfalls sofort die Operation entsprechend angepasst werden kann. Dr. Pfannenstiel beruhigt aber, dass es sich beim Knoten von Herta höchstwahrscheinlich um ein gutartiges Fibroadenom handle. Trotzdem kann auch in einem derartigen Tumor ein bösartiges Gewebe enthalten sein und der intraoperative Schnellschnitt hilft dabei, in einer einzigen Operation alle notwendigen chirurgischen Maßnahmen zu setzen. Die Biopsie hingegen bringt zwar zunächst einen ersten Hinweis, eine weitere chirurgische Intervention wird aber dennoch notwendig sein. Er bittet Herta danach, zu Hause in Ruhe über die weitere Vorgehensweise nachzudenken und ihn dann zu kontaktieren, wie sie sich entschlossen habe. Herta aber winkt gleich ab und ersucht, einen OP-Termin zu fixieren.

An einem Donnerstag um 8:15 Uhr erreicht mich das Präparat von Herta Sigismund, das zum Gefrierschnitt ansteht. Das 7 cm im größten Durchmesser haltende gelblich-fettige Gewebe trägt zwei Fadenmarkierungen, die mir eine räumliche Orientierung ermöglichen. Zusätzlich wurde Herta am Tag zuvor eine hauchdünne Drahtmarkierung durch die Haut gesetzt, deren Widerhäkchen sich fest im Tumor verankert haben. Ich lege mir das Präparat so vor meinen Augen auf das weiße Schneidbrett aus Kunststoff, dass die Fäden oben (cranial) und außen (lateral) zu liegen kommen. Danach wird eine schwarze Tusche auf allen Außenflächen aufgebracht und das gesamte Stück in eine Fixierlösung gehalten, damit die Farbe sich später beim Einschneiden nicht über die Innenflächen verschmiert. Danach lamelliere ich das Gewebe in 1 cm dicke Scheiben. Hertas Knoten ist rundoval, scharf begrenzt, alabasterfarben und prall elastisch. Nun greife ich zum Lineal, um die Abstände zu den Präparaterändern abzumessen, denn falls der Tumor »positiv«, also bösartig, ist, wird der operierende Kollege von mir genau wissen wollen, wie weit die Krebsgeschwulst vom chirurgischen Abtragungsrand entfernt ist. Bei Malignität ist nämlich ein Mindestabstand von 5 mm notwendig – bei gutartigen Veränderungen reichen auch wenige Millimeter aus.

Aus dem Zentrum des Tumors entnehme ich schließlich ein 1 cm großes Stück, welches im Gefrierschnittmikrotom mit einem Gel bei –24° Celsius aufgefroren wird. Die technische Assistentin fertigt den hauchdünnen Schnitt an, färbt ihn fünf

Minuten lang und übergibt mir den Glasobjektträger. Darauf erkenne ich einen leicht rosafarbenen Tumor mit feinen, sich verästelnden blauen Strichen. Im Mikroskop lege ich mein Augenmerk bewusst auf diese spinnenartigen Milchgänge und deren oberflächliche Zellen. Klassisch!, denke ich mir, greife zum Hörer und ersuche den OP-Gehilfen, mir den Operateur zwecks Durchsage der Diagnose ans Telefon zu holen oder, falls der Kollege noch steril ist, ihm den Hörer ans Ohr zu halten.

»Grüß dich«, schallt es aus dem Lautsprecher, »wie schaut's aus?«

»Hallo Reinhard! Ich hab' den Gefrierschnitt von Frau Herta Sigismund!«

»Ja, was konntest du sehen?«

»Es ist, wie ihr erwartet habt, ein Fibroadenom – also negativ!«

»Wunderbar, danke dir! Da wird sich die Patientin aber freuen! Sie hat schon sehr große Angst gehabt! Und? Bin ich im Gesunden?«

»Ja bist du, zumindest 3 mm ist der knappste Abstand medial!«

»Super! Danke! Auf bald!«

Es ist also die Erlösung für Herta – sie wird aus der Narkose erwachen und der Kollege ihr mitteilen, dass der Tumor gutartig ist. Was sie nicht weiß, ist, wer während der OP die Diagnose gestellt hat.

Tage vergehen und Herta verabschiedet sich mit einem breiten, hellen Lächeln und reichlich Dankesworten bei ihrem Gynäkologen, den Stationsärzten und den Schwestern, geht beschwingt zum Lift und fährt in das Erdgeschoss. Dort trifft sie auf mich und ich auf sie – beide kennen wir einander nicht wissentlich. Mir fällt ihr sonniges Gemüt auf und ein Blick auf ihr Patientenarmband, das sie noch nicht abgenommen hat, verrät mir ihren Namen. Mit gesenktem Kopf schmunzle ich in mich hinein – es ist »meine« Patientin, nur sie selbst weiß nicht, dass meine Diagnose zu ihrer Erleichterung beigetragen hat. Schon schlägt mein Pager an, der nächste Gefrierschnitt ist eingelangt. Mit schnellen Schritten gehe ich ins Labor.

Prostatakrebs

Ein 65-jähriger Mann geht zur routinemäßigen Untersuchung seiner Prostata, wie dies im österreichischen Gesundheitspass »60+« vorgesehen ist. Er hat keinerlei Beschwerden und freut sich, dass er vor drei Monaten in die wohlverdiente Pension entlassen wurde. Endlich mehr Zeit, sich seinem Hobby, der Astrofotografie, intensiver widmen zu können. Besonders reizt ihn die moderne digitale Technik, die für ihn eine neue Herausforderung ist. Neben der Arbeit als Klimaanlagentechniker hatte er die Teilnahme an einem Kurs des Astrovereins von einem Mal aufs andere verschoben.

Harald Pospischil war termingemäß im Gesundheitszentrum, wo von den unterschiedlichen Fachärzten alle notwendigen Untersuchungen an einem Tag erledigt wurden. Heute geht er zur Befundbesprechung mit dem Urologen, der ihn nach Vorliegen der Blutwerte wegen eines erhöhten PSA-Wertes noch einmal einberufen hat. Der PSA-Spiegel gilt als sogenannter »Tumormarker«, der eine bösartige Veränderung in der Prostata anzeigen soll. Dennoch ist er nicht verlässlich, denn auch eine Entzündung der Vorsteherdrüse kann das PSA erhöhen. Umgekehrt bedeutet ein niedriger Wert aber nicht unbedingt, dass keine Gefahr besteht. Daher soll seine Prostata bei dieser Zweitordination nochmals mit dem Finger rektal betastet werden. Normalerweise ist die Vorsteherdrüse prall elastisch – etwa so, wie sich der angespannte Daumenballen anfühlt, wenn man den Daumen wie ein U-Hakerl kräftig nach innen beugt.

Der »Wischerldoktor«, wie Harald ihn »liebevoll« nennt, bittet ihn, sich zur Seite zu drehen und ein Bein zur Brust zu ziehen. Mit reichlich Gleitgel führt er den Finger ein und drückt vorsichtig bauchwärts. Der Arzt spürt dabei einen verhärteten Bereich, den er noch mit dem Ultraschall abklären möchte. Die anschließende Schalluntersuchung bestätigt leider den suspekten Tastbefund.

»Ja, Herr Pospischil! Sie haben in Ihrer Prostata einen auffälligen Knoten und wir sollten diesen histologisch abklären lassen.«

Beunruhigt fragt Harald: »Was bedeutet histologisch?«

»Nun, ich muss Gewebe aus Ihrer Prostata entfernen, damit dieses Gewebe unter dem Mikroskop angesehen werden kann. Die Biopsie kann aber ambulant durchgeführt werden, d. h., Sie können danach nach Hause gehen.«

»Und wann weiß ich dann Bescheid, ob der Knoten Krebs ist?«

»Naja, der Befund dauert so zwischen ein und zwei Wochen, dann haben wir Klarheit. Denn auch eine chronische Entzündung der Prostata bei einer krankhaften, knotigen Vergrößerung kann den PSA-Spiegel erhöhen.«

Auf einer Schautafel, die Harald an die alten Geografiepläne seiner Schulzeit erinnert, zeigt der Urologe auf einer gut 50 cm großen Prostata, wie und wo die Fächerbiopsie durchgeführt wird.

Die zwölf 1 cm langen und 2 mm breiten Gewebszylinder werden in ein Probengefäß mit Formalin gebracht, damit sich das Gewebe nicht zersetzt. Es folgt der Transport auf die Pathologie, wo die Stanzen in Paraffin eingebettet, danach geschnitten und gefärbt werden. Nach drei Tagen auf der Pathologie liegen dann Schnitte vor, die im Mikroskop beurteilt werden können. Wenn mit der einfachen Färbung kein eindeutiges Ergebnis erzielt werden kann, wird eine Immunhistochemie durchgeführt, die aber wiederum einige Tage in Anspruch nimmt. Danach wird der Befund geschrieben und verschickt.

Die Tage des Wartens wollen für Harald nicht vergehen. Die

Ungewissheit martert ihn. Der Urologe hat ihm versprochen, er werde ihn anrufen, sobald er den Befund in Händen hält. Als der Anruf kommt, besteht Gewissheit: Es ist Krebs!

Einige Wochen später wird Harald die Prostata entfernt. Während der Operation werden die Ränder vom Pathologen in einer Schnellschnittuntersuchung beurteilt, damit keine mikroskopisch kleinen Tumornester im Körper zurückbleiben. Zusätzlich werden intraoperativ auch einzelne Lymphdrüsen des Beckens histologisch untersucht, um eine mögliche Aussaat über die Lymphbahnen festzustellen.

Auf den stationären Aufenthalt folgen eine Zeit der Rekonvaleszenz und eine Antihormontherapie.

Tod auf der Gangway

Franziska ist 25 Jahre alt und studiert Medizin in Wien. Obwohl sie in ihrem Sezierkurs in der Pathologie die Obduktion eines 52-jährigen Mannes miterlebt hat, der an Lungenkrebs verstorben war, kann sie das Rauchen nicht lassen. »An irgendetwas muss man ja sterben«, zitiert sie ihren Vater mit einem Satz, den wir alle gut kennen. Sie teilt damit eine Schwäche, der auch genug Ärzte erliegen. Da Franziska sich noch zu jung für Kinder hält, nimmt sie die Pille – sie ist doch das einfachste Verhütungsmittel. »Für Kinder ist noch reichlich Zeit!«, finden auch ihre Eltern. Franziskas Freund Alfred möchte zuerst die Karriereleiter hinaufklettern, um sich dann einer Familie widmen zu können. Eben alles später! Und ein Kondom verwenden? »Das ist wie jemandem mit Handschuhen die Hand geben!«, prustet Alfred immer, wenn die Diskussion entbrennt – denn ab und zu ist zu lesen, dass die Pille das Brustkrebsrisiko erhöhen soll. Dass dies bei jungen Frauen nicht mehr wirklich zutrifft, liest man schon viel seltener.

Auf der Geburtstagsfeier zu ihrem »Vierteljahrhundert« bekommt Franziska eine Flugreise nach Mexiko geschenkt. Sie genießt diesen Urlaub, doch er ist, wie so oft, schneller vorüber, als ihr lieb ist.

Es ist der Tag der Rückreise. Es war traumhaft, doch »Montezumas Rache« hat sie ereilt. »Was ist denn das?«, fragt sie den Reiseleiter, als dieser ihr stopfende Tabletten gibt, nachdem er von ihren Beschwerden gehört hat. Er erzählte dazu Folgendes: »Zur Zeit der Ankunft der spanischen Conquistadores im 16. Jahrhundert lebte der Azteken-König Montezuma II. Sein gastfreundlicher Empfang der Eroberer beruhte auf der Vermutung, der fremde Heerführer Cortés sei der Gott Quetzalcúatl, der laut aztekischer Legende aus dem Osten kommen sollte. Dies stellte sich natürlich als Irrtum heraus und führte schließlich zur Ermordung Montezumas aus einem Hinterhalt durch sein eigenes Volk. Montezuma soll vor seinem Tod einen Fluch ausgesprochen haben, damit alle Eindringlinge seine Rache zu spüren bekommen mögen und fürchterlich daran leiden sollten. Diese Legende soll die Grundlage für den Namen der Durchfallerkrankung der Touristen sein.«

Trotz der Tabletten, die nach Einnahme in ihrem Darm durch viel Flüssigkeit aufquellen und das Stuhlwasser binden, besserte sich der Durchfall nur geringfügig. Dieser quält Franziska nun schon seit einer Woche und deshalb ist sie auch froh, wieder nach Hause zu kommen.

Für den mehr als 10-stündigen Flug hat sie sich Jostein Gaarders *Sofies Welt* mitgenommen, worin ein junges Mädchen mit den großen Fragen der Philosophie konfrontiert wird: Wer bin ich? Woher komme ich? Sie liebt dieses Buch und möchte es nochmals lesen. Es ist ein Schmöker mit fast 300 Seiten und damit gerade richtig für so einen langen Flug. Während ihr Freund vor sich hin döst, liest sie fasziniert von den philosophischen Erlebnissen der kleinen Sofie. Eigentlich wollte sie ja Philosophie studieren, aber ihre Eltern meinten, dass dies ein »brotloses« Unterfangen sei. So vergehen die Stunden. Ihr Freund wechselt zwischen Radiohören und Filmansehen, zwischendurch marschiert er den Gang entlang. Franziska verharrt in ihrem Sitz beim Fenster. Des Öfteren raucht sie eine Zigarette. Das lange Sitzen wird zunehmend unbequem. So stützt sie ihre Knie auf den Vordersitz und winkelt dabei die Beine ab. Gegen Ende der Flugreise verspürt sie einen ziehenden Schmerz im linken Bein, den sie nicht weiter beachtet – das Buch ist zu spannend.

Landung – endlich zu Hause. Franziska und ihr Freund packen das Handgepäck und nach einiger Zeit des Wartens können beide durch den Heckausgang die Gangway hinuntersteigen. Ungefähr bei der Hälfte der Metalltreppen kollabiert Franziska.

Am nächsten Morgen liegt Franziska auf meinem Tisch. Meine Aufgabe ist die sanitätspolizeiliche Obduktion zur Klärung der Todesursache.

Ich finde ein leicht geschwollenes und gering zyanotisches (durch Sauerstoffarmut bläulich verfärbtes) linkes Bein und ahne bereits, dass hier eine Beinvenenthrombose vorliegen könnte.

Im Verlauf der Obduktion der Brusthöhlenorgane eröffne ich die Stammarterie der Lunge. Dieses 2,5 cm dicke Gefäß leitet das sauerstoffarme Körperblut aus der rechten Herzkammer in die Lunge, um es mit Sauerstoff anreichern zu lassen. Kurz nach diesem Gefäß zweigen die großen Lungenarterien ab, wobei ich in einer von diesen ein geriffeltes, trockenes, brüchiges Blutgerinnsel finde, das Tampon-artig aussieht und das gesamte Blutgefäß verschließt. Dies nennt man Lungenembolie. Durch das verschlossene Blutgefäß entsteht ein »Verkehrskollaps«, den das Herz nicht übersteht. Dieser »Verkehrsstillstand« in einer großen Hauptader führt dann zum Tod.

Mein Verdacht auf die Beinvenenthrombose bestätigt sich, denn ich finde frische Blutgerinnsel in den Beinvenen. Eines davon hat sich gelöst, wurde vom Blutstrom mitgerissen und verstopfte die Lungenarterie.

Franziska hatte leider alles dazu beigetragen, was die Entstehung einer Beinvenenthrombose fördert: Pille zur Schwangerschaftsverhütung, Rauchen, langes Sitzen mit überdies abgewinkelten Beinen, nicht ausreichender Flüssigkeitsersatz, der wegen des Durchfalls und vermehrten Schwitzens notwendig gewesen wäre.

Tod im Auto

Im Frühjahr fuhr ein 66-jähriger Mann auf einer Landstraße, als er plötzlich seinen Wagen seitlich verriss und an einem Baum landete. Die dahinter fahrende Frau wunderte sich, dass das Fahrzeug auf gerader Strecke bei guten Bedingungen von der Straße abgekommen war. Der mit dem Hubschrauber herbeigebrachte Notarzt konnte nur mehr den Tod feststellen.

Die Bestattung brachte den Leichnam des Verstorbenen in einem blechernen Sanitätssarg in unsere Prosektur, wo ich die sanitätspolizeiliche Obduktion durchführte. Der Mann hatte äußerlich kaum Spuren, die auf einen schweren Verkehrsunfall schließen hätten lassen. Sonderbar war auch, dass er ausreichend Totenflecken aufwies, denn hätte das stumpfe Trauma der Lenksäule und des Lenkrades heftige innere Blutungen ausgelöst, wären nur wenige bis gar keine Livores zu sehen gewesen. Bei der weiteren äußeren Besichtigung konnte ich auch keine Knochenfrakturen erfassen. Gerade mal ein paar Kratzer an beiden Armen waren zu sehen. Die waren wahrscheinlich durch die gesplitterte Frontscheibe verursacht worden. So begann ich die Obduktion mit dem Öffnen der Bauchhöhle, in der weder freies Blut noch eine Organzerreißung feststellbar war. Gerade die Milz oder die Leber können durch einen Anprall verletzt werden, wodurch massive Blutungen auftreten.

In dem Augenblick, als ich das Herz sezierte, kam der Prosekturgehilfe zu mir und bat mich, in den Vorraum zu kommen. Wegen der Unterbrechung eher mürrisch gab ich seinem Drängen dennoch nach, weil er meinte, dass es sehr wichtig sei. Ich wechselte von meiner gelben Seziersaalkleidung in das klassische Krankenhausweiß. Draußen angekommen, erwartete mich eine ältere Dame, ganz in Schwarz gekleidet. Ihr auffallend großer, ausladender Hut erinnerte mich an die kunstvollen Avantgardestücke der Damen beim Galopperderby »Royal Ascot«. Ihr Gesicht war hinter einem schwarzen, transparenten Tüll verborgen, die Hände durch schwarze Lederhandschuhe verhüllt. In der linken Hand hielt sie einen Spazierstock, dessen golden glänzender Knauf auf der Oberseite ihrer Faust zum Vorschein kam. Für mich wirkte die Situation wie die Szene in der Verfilmung eines Agatha-Christie-Krimis, wo die verhüllte Witwe auf den Inspektor und Miss Marple trifft.

»Sind Sie der junge Mann, der meinen verblichenen Gatten obduziert?«, fragte mich eine leise, vornehme Stimme mit näselndem Timbre.

»Ja, das bin ich, wenn Sie Frau von Schreckenstein sind.«

»Wunderbar! Lieber junger Freund, ich würde Sie gern um einen Gefallen bitten.«

»Womit kann ich Ihnen behilflich sein?«

»Hätten Sie doch die Güte, mich bei der Öffnung anwesend sein zu lassen.«

Ich glaubte meinen Ohren nicht zu trauen! Da stand eine ältere Frau vor mir, deren Mann gerade mal zehn Stunden tot und noch dazu bei einem Verkehrsunfall ums Leben gekommen war. Kein Zeichen der Erschütterung, keine Tränen – nur das Bild der schwarzen Witwe. Das Einzige, was sie jetzt wollte, war zuzusehen, wie ich ihren Mann sezierte!?

»Gnädige Frau, es tut mir sehr leid, aber das kann und darf ich nicht zulassen!«

»Halten Sie mich nicht für schwach! Ich entstamme der Kriegsgeneration, ich ertrage einiges!«, warf sie mir streng entgegen.

»Nein, nein. Es ist zu Ihrem persönlichen Schutz. Sie können ja auch nicht bei einer Operation dabei sein!«

»Könnte ich wenigstens Fotografien von der Leichenöffnung erhalten?«, drängte sie weiter.

»Leider nein. Ich darf Ihnen den Obduktionsbericht aushändigen, dafür benötigen Sie aber auch die Zustimmung des ärztlichen Direktors. Sie könnten jetzt gleich zu ihm gehen und mich inzwischen meine Arbeit machen lassen. Danach stehe ich gerne wieder zu Ihrer Verfügung.«
Die Witwe stimmte zu und verließ das Büro der Prosektur. Zurück im Seziersaal schüttelte ich voller Fassungslosigkeit während der nächsten Handgriffe den Kopf. Auch der Prosekturgehilfe meinte: »Eine wahrlich liebende Ehefrau. Die will auch seine Innereien kennenlernen.«

Da alle weiteren Befunde die herkömmlichen Alterskrankheiten zeigten, waren wir immer noch ohne Todesursache. Somit blieb als letzte Möglichkeit die Schädelöffnung. Mit der Schwingkreissäge durchschnitt der Gehilfe die Schädelknochen und nahm die Schädeldecke ab. Mit flinken Handgriffen trennte ich nun die großen Hirnnerven und das verlängerte Mark ab, sodass ich das Denkorgan entnehmen konnte. Dann begann ich 1 cm dicke Scheiben anzufertigen. Und da waren die ersten Veränderungen. Im Bereich des Schläfenlappens fand sich eine wurmstichige und klebrige Erweichung der Hirnmasse. In der Umgebung war die Grenze zwischen der grauen Rindensubstanz und dem weißen Mark diffus verwaschen – ein Zeichen der wässrigen Hirnschwellung. Direkt um die Erweichungszone war das Gewebe gelblich-grünlich. In der Arterie, die dieses Gebiet mit Sauerstoff versorgen sollte, fand ich schließlich noch ein frisches Blutgerinnsel. Somit war das Rätsel gelöst. Der Mann hatte während der Autofahrt einen Schlaganfall erlitten und erst dadurch war es zu dem Unfall gekommen.

Von der »Lady in black« habe ich nichts mehr gehört oder gesehen. Der Obduktionsbefund wurde zwar vom Hausarzt angefordert, aber das ist nichts Ungewöhnliches.

Vom Kot zum Code

Zu den unangenehmen Arbeiten beim Schnellschnitt zählt das »Waschen« des Darms, um diesen von seinem Inhalt zu befreien. Nichtsdestotrotz ist das eine Notwendigkeit, und dies, obwohl vor Darmoperationen meist eine sogenannte Vorbereitung durchgeführt wird. Diese soll bewirken, dass sich der Darm bereits Tage vor der OP auf natürlichem Weg entleert. Nicht immer gelingt dies. So auch bei dem Fall eines 32-jährigen Mannes, der wegen Blut im Stuhl eine Darmspiegelung erhielt.

»Blut im Stuhl« klingt zwar sehr dramatisch, ist es aber meist nicht, denn dieses versteckt sich normalerweise in den braunen Fäkalien und ist daher eigentlich nicht sichtbar. Ausnahmen sind die harmlose, oft aber als sehr dramatisch empfundene Hämorrhoidalblutung, die sich als dunkelrote, blutige Auflagerungen am Ausscheidungsprodukt zeigt. Bei Gesundenuntersuchungen, wie in unserem Beispiel, oder auch bei Verdacht auf stillen Blutverlust wird daher versucht, das verborgene Blut nachzuweisen. Und wer schon das Vergnügen hatte, kennt ja die Problematik! Ein kleiner, spatelartiger Löffel, mit dem man sich in seinen Exkrementen goldschürfend betätigt. Nach der Verbeugung vor den ins Porzellangefäß verbrachten Duftmarken beginnt die malerische Aktion Marke Nitsch auf dem kleinen Probenkarton. Dennoch ist dies wohl eine der wichtigsten Vorsorgeuntersuchungen, um Hinweise auf ein Dickdarmkarzinom zu bekommen.

So auch bei dem Mann der »*dirty thirties*«-Generation. Bei seiner Coloskopie wurden dann Hunderte kleine, bis zu 1 cm große, pilzförmige Polypen erkannt. Zusätzlich einzelne mehr als 4 cm große braunrötliche Gebilde mit 3–5 cm langen Stielen. Problematisch war ein Geschwür am Übergang zum Mastdarm, das höchst suspekt war. Die Konsequenz aus diesem Befund war die Entfernung des gesamten Dickdarms, da jeder dieser Polypen bösartig hätte werden können.

Mit der Darmschere eröffnete ich den 180 cm langen Darm und griff ins »Glück«, um die Schleimhaut und die zahlreichen Knoten inspizieren zu können. Das Geschwür erwies sich als ein schüsselförmiger Defekt mit wallartigen Rändern, wobei sich, von diesem toten Gewebe ausgehend, eine grauweißliche, derbe Tumormasse in die Tiefe der Darmwand erstreckte. Davon entnahm ich ein 1 cm großes Stück. Minuten später erwies sich im Mikroskop die Malignität. Nun sind derartige Krankheitsbilder oft vererbter Natur und es ist notwendig, die genetischen Fehler nachzuweisen. Dafür entnahm ich eine weitere Probe, die ich sofort in flüssigen Stickstoff einbrachte. Das Öffnen des Stickstoffbehälters ist immer begleitet von einer weißen, dampfartigen Wolke, die den Gefrierschnittplatz in eine Hexenküche verwandelt. Nebelförmige Schwaden ziehen dabei durch das Labor wie bei einer Theateraufführung, bei der ein romantisch-verklärtes oder mystisch-unheimliches Bühnenambiente erzeugt werden soll.

Durch dieses Schockfrieren wird die DNS, das genetische Material der Zellen, konserviert und einer molekularpathologischen Untersuchung zugänglich gemacht. Aber bis dahin ist noch eine Reihe von präparatorischen Schritten notwendig. Die DNS, die ja das Geheimnis des Lebens in sich trägt, muss erst aus den Zellkernen herausgelöst werden. Der Zellkern selbst ist eingebettet in den Zellkörper, der von der Umgebung durch eine Zellmembran abgegrenzt wird. Somit müssen diese natürlichen Barrieren niedergerissen werden, um an den genetischen Code zu gelangen. Als Caterpillar fungieren hier Stößel und Mörser beim mechanischen Zerkleinern, das aber auch mithilfe eines gebündelten, hochfrequenten Ultraschalls erreicht wird. Anders als bei der üblichen ärztlichen Untersuchung mit dem »weichen« Ultraschall wird das Gewebe hier über einen spitz zulaufenden, kegelförmigen Metallstab, der die Wellen aussendet, praktisch aufgesprengt. Natürlich kann auch eine chemische Keule verwendet werden, die mittels gewebsauflösender Enzyme die DNS freilegt. Um ein sauberes genetisches Material zu erhalten, sind einige Reinigungsschritte wie Ausschütteln mit Chloroform notwendig. Am Ende liegt am Boden der Eprouvette eine gelartige, grau-transparente, glitschige Substanz – die DNS. Es ist schon ein eigenartiges Gefühl, wenn man das Probenröhrchen gegen das Licht in die Höhe hält und weiß, dass darin ist die gesamte Erbinformation eines Menschen enthalten ist!

Die nächsten Schritte bestehen darin, die für einen Defekt in Frage kommenden Genabschnitte zu vervielfältigen. Dafür ist eine Polymerasekettenreaktion (PCR) notwendig. Man bringt in ein sehr kleines, kelchartiges Röhrchen die Teile der Patienten-DNS mit »Türlstehern« (Primer), einem »Antreiber« (Polymerase) und »Bausteinen« (Basen) zusammen, sodass durch Erhitzen Kopien der betreffenden Gene entstehen können. Die »Türlsteher« markieren die Ränder der entsprechenden Genstrecke, da ja nur diese und nicht alles vermehrt werden soll. Der »Antreiber« ist ein Enzym, das bei Hitze aktiv wird und die chemische Reaktion auslöst. Dadurch wird das Zusammenfügen der DNS-»Bausteine« ermöglicht, sodass letztlich das Spiegelbild des betreffenden Gens entsteht. Die Kettenreaktion besteht nun darin, dass dieses Amalgam aus Substanzen zyklisch immer wieder erhitzt wird und so immer mehr Genkopien hergestellt werden. Da diese nicht sichtbar sind, wird ein Untersuchungsgel angefertigt. Dieses wird als zarte, dünne Platte ausgegossen und erkaltet mit puddingartiger Beschaffenheit. In einem anschließend angelegten elektrischen Feld wandert die kurze DNS je nach Größe bis zu einem exakt bestimmten Punkt. Falls eine Veränderung vorliegt, ändert sich die Länge dieses Wanderungsweges. Danach kann in einem ähnlichen Verfahren der genetische Code ganz genau aufgeschlüsselt werden, sodass eindeutig sichtbar wird, welcher der »Bausteine« falsch ist.

Im geschilderten Fall des jungen Mannes erbrachte die Genanalyse einen vererbbaren DNS-Fehler, der zum Bild der »Polyposis coli« mit den fast unzählbaren Polypen führte. Leider war einer von diesen, der endoskopisch als Krebsgeschwür aufgefallen war, schon entartet.

Für diesen Patienten stellte sich naturgemäß die Frage, ob er diesen Gendefekt auf seine Kinder weitervererben kann. In einer genetischen Beratung wurde ihm das Risiko aufgeschlüsselt, welches für seine Familie von großer Bedeutung ist. Wenn der gleiche Genschaden bei seinen Kindern besteht, können sie nämlich als Risikopatienten erkannt werden. Damit werden sie in ein medizinisches Beobachtungsprogramm aufgenommen, um rechtzeitig auftretende Krebsvorstufen zu entfernen.

Die Molekularpathologie, die für den Nachweis derartiger DNS-Defekte mehrheitlich von großen Pathologien durchgeführt wird, ist damit ein ganz essenzieller Teil der Tumordiagnostik.

Kurtisane der Pathologie

Endlich ist es so weit, dass ich mich freischaffend feilbieten kann! Auch Pathologen haben die Möglichkeit, sich niederzulassen und eine »Ordination« zu eröffnen. Andere niedergelassene Kollegen (Chirurgen, Gynäkologen, Hautärzte …) oder private Spitäler schicken entnommenes Gewebe dann zu diesen Pathologen. Da auch die freiberuflichen Kollegen auf Urlaub gehen möchten, kann man als Spitalskollege seinen Urlaub zum offiziellen »Pfuschen« verwenden. Einzelnes, was ich erlebt habe, will ich kurz schildern.

Warten und wieder warten

So sitze ich nun mal wieder und warte! Diesmal im »Heiligen«, einem geistlichen Spital mitten in einem Nobelbezirk. Der Raum ist abgedunkelt, gerade 3 m² groß – eine umgebaute Toilette. An der Wand befindet sich ein winziges weißes, an den Rändern bräunlich vergilbt wirkendes Handwaschbecken mit einem Kaltwasserhahn. An der Stelle des WC-Sitzes steht das Gefrierschnittmikrotom. Getrennt durch eine dünne Rigipswand grenzt das verbliebene Klo unmittelbar an meinen Arbeitsplatz an. Die Geräuschkulisse wird dadurch gleich mitgeliefert – je nach dem Bedürfnis der Patienten, die es benutzen. Wunderbar! Dazu quält mich der säuselnde, hochtonale Dauerton des Gefrierschnittmikrotoms, der sich in dem heißen Raum auf –24 Grad Celsius abzukühlen versucht und praktisch permanent läuft, weil die Umgebung zu heiß ist. Ein Tinnitus (Ohrgeräusch), orchestral begleitet von plätschernder Urinalmusik und paukenartiger Furzintonation – welch ein Genuss!?

Endlich! Die Luke, die wie eine Essensdurchreiche im Gefängnis aussieht, öffnet sich. Eine mit dem typischen OP-Mundschutz vermummte Schwester schaut hindurch. Sie trägt eine

grüne, leicht transparente OP-Haube, die wie eine Duschhaube an ihrem Rand einen Gummizug hat und ihr hochgestecktes langes Haar verbirgt. Dazwischen große braune Augen, die Wimpern getuscht, kein Lidschatten.
»Herr Doktor! Es wird noch dauern!«
Sch..., denke ich und höre mich verständnisvoll sagen: »Ja, kein Problem.« Wieder warten. Super.
Während die Luke geöffnet ist, höre ich Hintergrundmusik – Frank Sinatras *My way*. Ich lache und finde, dass dieser Situation nun nichts mehr an Ironie fehlt. Tja, Chirurg hätte ich werden sollen, ein Retter, ein Held der Menschheit, und nicht Pathologe, der mit langen und kurzen Messern tote Menschen schlitzt. Die Obduktionen sind ja das Einzige, mit dem uns die Laienwelt und manchmal auch Kollegen verbinden. Um die Bedeutung des intraoperativen Schnellschnitts oder Gefrierschnitts, der zwar sehr bedrohlich klingt, wissen meist nur chirurgisch tätige Fächer und von Krebs betroffene Patienten. Als im Krankenhaus einmal der Pager bei einer Besprechung anschlug, um mich zu einem Gefrierschnitt zu holen, fragte mich daraufhin ein Kollege zynisch, ob ich denn jetzt unbedingt zu einer Not-Obduktion müsste. So begann ich dann auch an manchen meiner Kollegen zu zweifeln. Genau dieses Unwissen und die Ignoranz gegenüber unserer Tätigkeit drücken sich ebenso oft in der Beschaffenheit der Gefrierschnittplätze aus – hier war es ein dem Patienten-WC abgerungenes Kammerl.

Glücklicherweise trifft dies nicht auf alle und jeden Arbeitsplatz zu, wie die kommenden Zeilen belegen.

Es geht auch anders

Es ist frühmorgens, als ich bei dem geistlichen Krankenhaus im zweiten Wiener Gemeindebezirk, dem zweiten »Hieb«, ankomme. Ich mag dieses Spital und seine Menschen. Der Portier schenkt mir wie immer ein freundliches Lächeln, als er mir den

Schlüssel übergibt; die OP-Schwester wird mir, wenn ich mich melde, einen Kaffee anbieten – ja, und grüßen ist hier auch noch üblich! Wenn ich da an so manch anderes »nobles« Krankenhaus denke, wo die Kollegen teils nicht einmal den Gruß erwidern ...

Um in das Pathologiezimmer zu gelangen, gehe ich einen langen Korridor entlang, der wie ein alter Klostergang wirkt und es auch ist. Leicht abfallend, vielleicht drei Meter breit, führt er an einzelnen Ambulanzen vorbei. An den Wänden kelchförmige Lampen mit einem milchweißen Glas, das ein angenehmes, nicht zu grelles Licht wirft. Je weiter ich nach hinten komme, desto stiller wird es – fast kurios: Ganz am Ende wird sich die Taubstummenambulanz finden. Durch die Stille und das zarte, gedämpfte Licht fühle ich mich zurückversetzt in eine Zeit, in der hier Mönche schweigend zu ihrem Morgengebet gingen. Ein schöner, spiritueller Moment, der ein warmes Gefühl von tiefer Zufriedenheit und Dankbarkeit dafür hervorruft, gesund zu sein.

Mit dem Lift gelange ich in den OP-Bereich im obersten Stock. Daran angrenzend, nur durch eine verschlossene Tür und eine Durchreiche getrennt, befindet sich der Arbeitsbereich für die Schnellschnitte. Anders als im »Heiligen« gibt es hier ein schönes, circa 15 m² großes, top ausgestattetes Labor. Eine Freude, hier zu arbeiten, die nur durch das Alleinsein etwas eingeschränkt ist. Ich klopfe an die Verbindungstüre. Eine Schwester in zartgrüner OP-Tracht öffnet mir und empfängt mich mit einem netten Lächeln auf ihren Lippen:

»Ah, der Herr Pathologe, guten Morgen. Sie möchten sicher einen Kaffee, oder?«

»Ja, sehr gerne«, erwidere ich und gebe ihr mit einem breiten Lächeln die 50-Cent-Münze für den Automaten. Beide bleiben wir auf unseren Seiten, getrennt durch die imaginäre Demarkationslinie »steril – unsteril«, nur die Hände treffen sich exakt in der Mitte.

»Ich gebe Ihnen noch eine Flasche Mineralwasser dazu. Die Frau Stefanovics ist schon aufgelegt – kann nicht mehr lange dauern«, sagt sie und schließt nach meinem Dank wieder die Türe. Ich freue mich über das Wasser, denn es wird sicher wieder ein langer Vormittag. Am Programm steht die Biopsie eines Brusttumors, eventuell gefolgt von einer Quadrantenresektion (Brustteilentfernung) – abhängig davon, wie meine Diagnose lauten wird. Danach suspekte Eierstockzysten und schließlich ein kalter Knoten in der Schilddrüse.

»Gefrierschnitt«, ruft eine Frauenstimme, und als ich mich gerade vom Sitz erheben will, läutet das Telefon:

»Präparat ist da«, sagt der OP-Gehilfe.

»Wunderbar«, antworte ich, »danke!«, und lege auf.

Im Nachbarraum zum Labor mit der Verbindungstüre zum OP befindet sich die Luke. In ihr das Mammagewebe in einem runden Plastikgefäß mit rotem Deckel. Auch dabei unterscheidet sich dieses Krankenhaus von anderen, indem hier »richtige« Probengefäße verwendet werden. In so manch anderen Häusern – und dazu zählen auch einzelne honorige Privatkliniken – gibt es oft nur gereinigte Gurkengläser Marke »süß-sauer«. Ebenso ist mein Empfinden dazu, wenn man glaubt am Pathologen sparen zu müssen, indem man nicht ausreichend Platz, veraltete Geräte oder billigste, nicht adäquate Probengefäße verwendet. Der Patient sieht ja nur außen »Hui«, aber innen ist oft genug »Pfui«!

So erlebte ich dieses Spital als vorbildlich und wünschte mir, dass andere private Krankenhäuser die Tätigkeit der Pathologen ebenso entsprechend wertschätzen würden.

Überraschung

»Du, Papa! Was machst du da?«, fragt mein kleines Mädchen und deutet auf ein Operationspräparat, das ich in Händen halte.

»Das ist ein Stückchen Darm mit dem Wurmfortsatz – weißt du, genau das, weswegen auch du operiert werden musstest.«

»Wie – SO groß? Ja, da habe ich ja gar nichts mehr in meinem Bauch!«

»Aber nein, mein Schatz, bei dir ist ja nur der Wurmfortsatz entfernt worden, und der ist bei dir ja auch viel kleiner.« Ich wende das im Durchmesser 17 cm große Präparat mit welliger Oberfläche, das an den Schlauch einer Leerverrohrung erinnert. Daran baumelt der wurmartige Fortsatz.

»Lustig, das sieht ja aus wie ein Regenwurm!«

»Richtig, darum heißt er ja auch Wurmfortsatz!«

Wie begann die Geschichte?

Es ist Samstag und »Papa-Tag«, weil ich da mein 6-jähriges Mädchen allein zur Aufsicht habe. Normalerweise vergnügen wir uns auf andere Weise, nur heute ist in einem kleinen privaten Krankenhaus am Stadtrand ein Gefrierschnitt notwendig und kein anderer Kollege hat an diesem heißen Badetag Zeit, sich dieser Aufgabe zu unterziehen. »Ana hot immer des Bummerl«, denke ich mir immer in solchen Fällen, denn für 50 Euro brutto für die Gesamtleistung bin ich schlechter bezahlt als die meisten Putzhilfen. Aber viele unliebsame Arbeiten erbringen auch einen kleinen Gewinn – ganz nach dem Motto »Kleinvieh macht auch Mist«.

Das kleine Krankenhaus liegt inmitten einer Grünoase, Patienten sitzen unter schattigen Bäumen oder bummeln durch den Garten. Innen ist es stickig, der seltsame Duft von Schweiß und Desinfektionsmitteln dringt in meine Nase. Mein Mädchen trabt an meiner Seite und schweigt. Für sie, so sagt sie, ist es immer ein Erlebnis, mich zu meiner Arbeit zu begleiten.

»Wo sind denn die kranken Menschen?«, fragt sie schüchtern.

»Auf den Stationen, aber dort gehen wir jetzt nicht hin.«

Über eine enge, dunkle Wendeltreppe steigen wir in den Untergrund, um in das Labor zu gelangen. In der Luft schwebt der Rest einer heimlichen Rauchersession, an der fleckig-feuchten

Wand eine typische Kellerlampe, die wie eine halbe rundovale Medikamentenkapsel aussieht und von bogigen Metallspangen fixiert wird.

»Das sieht aus wie im Stephansdom! Nur gehen wir hinunter. Wie lange denn?«, fragt mein Mäuschen.

»Nur einen Stock, dann sind wir da!«, erwidere ich.

Das Labor selbst hat schmale Oberlichten, die das wärmende Sonnenlicht fächerförmig in das kühl-muffige Ambiente einlassen und so das Grau der Räume aufhellen.

Mehr als zwei Stunden über die veranschlagte Zeit müssen wir auf das Präparat warten.

Endlich öffnet sich die Türe und der OP-Gehilfe bringt das »gute Stück«. Er hält einen 20 cm großen weißen Kübel in seinen Händen:

»Hier, Herr Doktor! Viel Spaß wünsch' ich Ihnen!«

»Danke! Seit wann braucht man denn für eine kleine Zyste einen *Kübel*?«, frage ich erstaunt, da mir der Schnellschnitt mit der Frage »Kleine Ovarzyste. Dignität?« angekündigt worden war.

»Doktor! Des wissen nur der Herrgott und die Chirurgen! I leider net!«, und schon war der OP-Diener wieder entschwunden.

Ich hebe also den Deckel ab, um nach dem Inhalt zu sehen. Am Boden liegt ein etwa 15 cm großes blutiges Etwas. Haben die sich geirrt? Mit den gelblich-transparenten Kunststoff-Handschuhen greife ich nach dem Präparat, um es auf den Schneidplatz zu legen. Dabei sehe ich, dass der gesamte Blinddarm, gemeinsam mit dem Wurmfortsatz entfernt wurde. Am Rand hängt noch ein Stummel des letzten Teils des Dünndarms. Ein Blick auf den Zuweisungszettel verrät mir lediglich die Fragestellung: Konglomerattumor – Dignität? Es besteht daher ein »Gewebeknödel«, bei dem sich Teile des Dickdarms und des Dünndarms so miteinander verbacken haben, dass sie nicht voneinander getrennt werden konnten. Derartige Veränderungen sind meist hoch suspekt im Hinblick auf ein bösartiges Geschehen; daher auch die Frage nach der Dignität, also der biologischen Bedeutung dieses »Knödels«. Glücklicherweise sind es oft Entzündungen, die zu derartigen »Pseudotumoren« führen.

Ich präpariere nun eine auffallende Stelle des Dickdarms, die eine kleine Öffnung, einen Durchbruch, aufweist. Ist es ein rein entzündliches oder ein bösartiges Geschehen, das die chirurgische Intervention notwendig gemacht hat? Es sind genau jene Momente während eines operativen Eingriffes, die ein schnelles und gelegentlich unerwartetes Einrücken des Pathologen erfordern.

In diesem Fall war der Schnellschnitt zwar geplant, doch drehte sich die ursprüngliche Fragestellung um eine Zyste am Eierstock; diese musste schließlich situationsbedingt verändert werden. Der Bauchchirurg musste den Gynäkologen ablösen, um adäquat auf die neue Gegebenheit zu reagieren. So erklärt sich auch die lange Wartezeit für uns im Labor. Schön wäre gewesen, wenn man an mich gedacht und es mir mitgeteilt hätte. Aber, wer bin ich denn schon!? Bloß ein Pathologe – oder nicht?

Neugierig, mit großen Augen, die gekrümmten Finger an den Labortisch geklammert, verfolgt mein Kind, wie ich flink die notwendigen Gewebeteile herausschneide, um diese zum Auffriergerät zu bringen. Auf das »Schwammerl« kommt zum Gewebe ein transparentes Gel, das in wenigen Minuten bei – 24° Celsius weißlich erstarrt, sodass ich anschließend hauchdünne Schnitte anfertigen kann. Nach der Färbung erkenne ich im Mikroskop die massive eitrige Entzündung, die durch Kotstau in einem Divertikel, einer sackartigen Ausstülpung der Darmwand, zu dem Beschwerdebild führte. Die Nähe dieses entzündlichen Konglomerattumors zu Eierstock und Eileiter maskierte den wirklichen Auslöser, wodurch zunächst die Annahme eines Prozesses der inneren Genitalorgane vorlag.

Multitasking

Diese Woche vertrete ich zum ersten Mal in dem kleinen Labor im idyllischen Ort Schleierdorf mitten im Sauerwald. Der Laborchef ist ein lieber Freund, der für verschiedene private Krankenhäuser die Gefrierschnitte erledigt. Auf dem Weg zu ihm genieße ich die Fahrt durch die dichte Waldung. Die Luft ist rein und klar, auch gibt es praktisch keinen Verkehr. Die enge Straße verläuft gewunden, teils steil bergauf. Die großen Äste der Bäume hängen in die Straße, kreuzen einander von der Gegenseite her. Es ist ein schöner Tag, der Sonnenschein flackert durch das Geäst, auf der Fahrbahn ein scheckiges Muster, wie auf einem Schachbrett, nur unregelmäßig. Vorbei an alten, wunderschönen Häusern mit Steinmauern als Abschluss gegen die ansteigende Straße. So schraube ich mich immer weiter die kleine Anhöhe Richtung Mairinger Kogel hinauf.

Ich bewundere meinen Freund sehr, sind doch manchmal acht oder mehr Gefrierschnitte an einem Tag in zum Teil recht weit auseinander liegenden Krankenhäusern angesetzt. Das Unangenehme dabei ist, dass er nicht selten zur gleichen Zeit in zwei oder gar drei Spitälern sein sollte. Leider gibt es ja noch keine Ganzkörperklone, die man zur Arbeit schicken könnte, während man selbst in Tahiti weilt. Ohne Klon, aber mit seinem organisatorischen Geschick bewältigt mein Freund diese Situationen zur Zufriedenheit aller. Dennoch bleibt der extreme Zeitdruck, um die Wartezeiten auf den Pathologen so kurz wie möglich zu halten. Bei seinem Einpendeln nach Wien ist das Einhalten der Termine durch die Staugefahr selbst bei bestmöglichem Arrangement ein Stressfaktor ersten Ranges. Ich zweifle, ob ich dem gewachsen sein werde.

Bei seinem Labor angekommen, parke ich mein »Spuckerl«, einen japanischen Kleinwagen, in einem schmalen Fuhrweg unmittelbar neben der Hauswand des ländlichen Gebäudes. Es ist ein für die Gegend typisches langgezogenes, ebenerdiges Gebäude im Landhausstil mit vanillefarbener Fassade. Das Dach ist schmutzig ziegelrot gedeckt, wobei die ganze Fläche leicht wellenförmig verwunden ist. Obenauf eine rostige Fernsehantenne mit verbogenen Seitenarmen. Hinter dem Haus der Landwirtschaftsweg, dessen Spurrinnen aus grobem Sand und Schotter bestehen. Daneben steigt das Gelände steil an, auf der Wiese eine klapprige Schaukel, die im Wind baumelt. Umgeben wird das Grundstück von einigen Kirschbäumen, deren Blüten schon braun vertrocknet sind. Weiter im Hintergrund zahlreiche Akazien mit deren weißen Blüten. Der Duft ist herrlich süßlich. Über eine hölzerne Eingangstür gelange ich in das Labor, das recht modern eingerichtet ist.

Man begrüßt mich sehr freundlich und zeigt mir das Labor, das aus mehreren Arbeitsplätzen für Bakteriologie und Histologie besteht. In der Mitte des großen Raumes ein ovaler Tisch mit Mikroskop und Computer. Nach einer kurzen Unterweisung mache ich mich an die Arbeit. Die Zeit verfliegt wie im Nu, ein Blick auf die Uhr verrät mir, dass ich zu einem Gefrierschnitt muss.

Unterwegs läutet das Mobiltelefon und eine sonore Männerstimme teilt mir mit, dass sich die OP um circa eine Stunde verzögern wird. Gut, denke ich und überlege, ob ich kehrtmachen soll. Da ich nur mehr zehn Minuten von dem Krankenhaus entfernt bin, beschließe ich weiterzufahren. Kaum angekommen packe ich meinen Färbekoffer und begebe mich in die Umkleide. Dieses Spital hat hellblaue Sterilkleidung, die ich gerade gemächlich überstreife, als abermals das Telefon ertönt.

»Wo sind Sie denn? Das Gewebe liegt bereits im Histo-Kammerl!«

»Wie bitte? Von welchem Krankenhaus rufen Sie mich überhaupt an?«

»Na vom ›Allerheiligen‹! Wir warten auf den Gefrierschnitt und Sie sind noch nicht da!«

Ich zücke meinen Terminkalender und lese, dass im »Allerheiligen« erst in zweieinhalb Stunden eine Schilddrüse zur OP ausgeschrieben ist. Auf meine erstaunte Rückfrage, warum denn schon jetzt ein Präparat zur Bearbeitung vorliege, erfahre ich, dass die OP vorverlegt wurde.

»Und warum sagt mir das keiner?«, töne ich empört über das Netz.

»Tut uns leid, aber wir dachten, dass Sie informiert worden wären.«

Eine ungute Erfahrung, die ich nur allzu gut kenne!

***

Ein anderes Mal komme ich um 16 Uhr in den OP eines kleinen Privatspitals. Es liegt mitten in Wien, von außen würde man es eher für ein gutbürgerliches Wohnhaus halten. Der Eingang mit seinen blank geputzten Messingklinken verrät, dass hier auf Sauberkeit Wert gelegt wird. In der Aula eine lederne Sitzgruppe, in der sich junge Damen räkeln. »Und da war ich bei Professor Hadenbach, der is super, sag ich dir! Der hat mir die Nase operiert und dabei ...«

Ein lautes »Grüß Gott« übertönt das Gespräch der beiden und ich erblicke den in nussbraun gewandeten Herrn des Empfangs, dessen goldene Stickerei am Sakko das Logo des Privathauses zeigt.

»Kann ich Ihnen helfen?«

»Ich müsste in den OP zu einem Schnellschnitt.«

Verdutzt über das gelassen hingeworfene Wort verstummen die beiden Schönheiten und blicken mit großen Augen und leicht geöffnetem Mund in meine Richtung, ganz als wollten sie fragen: »Was will denn der?«

Mit einem »Ach ja« wendet sich der Mann zu einem hinter ihm angebrachten mahagonifarbenen Kästchen, öffnet dieses und übergibt mir den Magnetschlüssel. Dankend übernehme ich diesen und fahre mit dem Lift in das oberste Stockwerk. In einem Zwischenstockwerk steigt eine Frau mittleren Alters zu, grüßt freundlich und blickt fragend auf meinen blauweißen Färbekoffer. Darin bewahre ich meine Färbelösungen, Klingen, Objektträger und andere Utensilien auf.

In der Schleuse angelangt, suche ich mir einen freien Spind. Das schlauchförmige Zimmer erinnert an die Umkleide in einem Hallenbad. Ich entkleide mich bis auf die Unterhose, schließe meinen Garderobekasten ab, nehme meinen Koffer in die linke Hand und wechsle über eine rot markierte Bodenschwelle auf die sterile Seite. Hier befinden sich wabenartige Regale, in die stapelweise OP-Leibchen und -Hosen eingelegt sind. Nach dem Umziehen begrüße ich alle, nehme mir einen Kaffee im Schwesternzimmer und warte. Nachdem ich die Zeitung gelesen habe, bemerke ich, dass es bereits 16:30 Uhr ist und wundere mich, wo das Gewebe für den Gefrierschnitt wohl bleibt. Als ich nachfrage, steht fest: Man hat auf mich vergessen! Wie dringlich war dann wohl der Gefrierschnitt? Das Bittere dabei ist, dass ich letztlich auch kein Honorar bekomme! Also: außer Spesen nichts gewesen.

***

Einen anderen extremen Fall erlebte ich in einem kleinen Privatkrankenhaus, das ich aufgrund der sehr guten Ausstattung des Histo-Raums schätze. Dieser ist angenehm groß und man teilt ihn sich lediglich mit den Operateuren, die hier im Anschluss an die OP ihren Bericht diktieren. Im Aufenthaltsraum steht eine bequeme Sitzbank, die fünf Personen Platz bietet.

Eines späten Nachmittags komme ich pünktlich zur bestellten Zeit. Der Anästhesist, ein freundlicher und immer gut gelaunter Mann, heißt mich willkommen. Lediglich der Operateur fehlt.

»Na, wo bleibt denn heute der Herr Professor? Patient da, Narkotiseur da, sogar der Pathologe ist da – olle samma do, nur der Operateur fehlt! Geh' Schwester Zenzi, sind S' doch so nett und rufen S' amal den Herrn Prof. Budriwusch an, vielleicht is was passiert.«

»Ich habe ihn angerufen – er sitzt in Frankfurt am Flughafen fest!«, meldet sie uns nach einigen Minuten. Herr Professor hat es offenbar für nicht notwendig empfunden, seine Termine mit ausreichend Sicherheitsabstand zu planen – Frankfurt ist ja auch nicht gleich um die Ecke und eine Operation auch nicht ein Kinobesuch. So warteten wir an diesem Tag, bis der Chirurg eintraf – wohlgemerkt mit 4 Stunden Verspätung fand die OP statt! Das Bittere für mich: Mehr als die vom pathohistologischen Labor pauschalierten 50 Euro werde ich für diesen Marathon nicht erhalten.

Magie der Morphologie und des Mikroskopierens

Egal ob beim Obduzieren, beim Herausschneiden oder beim Mikroskopieren, überall begegnet man in der Pathologie der »Schönheit im Krankhaften«, wie Rudolf Maresch, einst Vorstand der Pathologie im AKH Wien, die Ästhetik der Morphologie beschrieb. Für viele Menschen mutet der »schöne Fall« oder der »interessante Tumor« abstrus an: »Wie kann mein Tumor so großartig sein? Ich wäre froh, hätte ich dieses Biest gar nicht!« So wird von etlichen Patienten die Verniedlichung von Krankheiten als persönliche Abwertung empfunden. Es ist natürlich keineswegs so gemeint und die vermeintliche Reduktion des Betroffenen auf sein Organ oder seine Erkrankung ist eine Folge der intensiven täglichen fachlichen Auseinandersetzung. Auch mögen eine gewisse Distanzierung zur eigenen Seelenhygiene und eine Neigung zur Anonymisierung dazu beitragen.

In unserem hektischen Alltag tauschen wir Ärzte uns immer wieder quasi nur zwischen Tür und Angel aus. Das am Gang oder im Aufzug geführte Gespräch soll dann natürlich nicht im Detail für Dritte verständlich sein und schon gar nicht eine Person mit ihrer Erkrankung kenntlich machen. Die sprachliche Trennung zwischen Person und Fall erlaubt es uns auch, über eine Krankheit wie über technische Bestandteile eines Computers zu sprechen. Oft werde ich gefragt, wie ich denn die vielen Diagnosen bösartiger Krankheitsbilder, vor allem bei jungen Menschen oder deren Tod, verkrafte – eben, indem ich mich über »einen Fall« äußere. Mit dem Namen verliert die persönliche Betroffenheit an Kraft.

Selbstverständlich soll dies nicht auf den persönlichen Umgang mit dem Patienten abfärben, der ja bei uns Pathologen ohnedies nur selten vorkommt. Aus meiner klinischen Zeit weiß ich aber auch von meinen Kollegen, dass sie sehr gut zwischen der mitfühlenden Patientenbetreuung und der »kühlen« fachlichen Diskussion zwischen Ärzten unterscheiden können. Klarerweise spricht kein Kollege einen Patienten an mit: »Ah, Sie sind also die Gallenblase, die ich heute operieren werde!« Und falls doch – identifizieren wir uns nicht selbst oft genug mit unserem Auto?

»Wo stehst du?«

»Da hinten, vor der Bushaltestelle!«

Gefragt und gemeint ist eigentlich das Auto, das vor der Haltestelle steht, und doch reden wir, als ob wir selbst dort stünden!

Keiner erlebt dies als persönliche Missachtung – oder?

Aber auch im allgemeinen Sprachgebrauch findet sich die »schöne Leich'« als makaber-lustige Bezeichnung für den »Leichenschmaus« bzw. das Begräbnis. Hat uns nicht schon Viktor E. Frankl darauf hingewiesen, dass Humor hilft, sich von unangenehmen bis schrecklichen Ereignissen zu distanzieren? Auch der »Galgenhumor« gehört in diese Kategorie und spiegelt diese Form der Seelenhygiene wider.

Zurück zur Ästhetik.

Wie ich meine klinischen Kollegen um deren Arbeit am Patienten beneide, weil sie aktiv zu einem Genesungsprozess beitragen und damit unmittelbar Zufriedenheit erfahren dürfen, so erhalte ich wechselseitig Bewunderung für mein »schönes« Fach. Die vielen bunten Bilder und die ansprechenden Färbungen diverser Gewebe lassen das Mikroskopieren als Flanieren durch eine Kunstausstellung erscheinen. Wie sieht es nun wirklich aus?

Wenn ich morgens das Mikroskop einschalte und den ersten Schnitt auf den Objektträgertisch lege, betrete ich für die nächsten Stunden die Vielfalt einer Blumenwiese. Mein Blick taucht über ein Röhrensystem mit Linsen in die Tiefe einer scheinbaren Unendlichkeit feingeweblicher Strukturen ein. Die übliche Übersichtsfärbung stellt die Zellkerne mit deren genetischem Material, dem Chromatin, als rundovale Flecken mit unterschiedlich fein verteilten Pünktchen mit wechselnder Form und Farbe dar (Abb. 6). Die Zell-Leiber, die Zytoplasmen, vari-

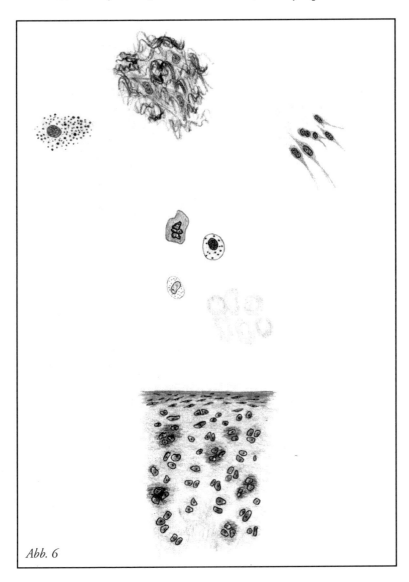

Abb. 6

ieren von zartrosa über rötlich zu leicht bläulich, je nach Organ und Funktion der Zelle. Manchmal wirkt das Zytoplasma glasartig, gleichförmig. In anderen Abschnitten ist eine Körnung wie »Salz und Pfeffer« erkennbar. Bestimmte Zellgruppen kleiden Oberflächen aus und imponieren dabei wie alte Natursteinmauern. Diese Schichtung erfüllt exakt den gleichen Zweck wie die antiken Stadteinfriedungen, wie wir sie etwa von einer Urlaubsreise aus Mykene kennen. Es geht um die Festigkeit! Während die Stadtmauern vor Angreifern schützen sollten, sind die histologischen Korrelate, die sogenannten Plattenepithelien, ein geweblicher Schutz vor einer mechanischen Überbeanspruchung – und, wenn man an die Haut denkt, eine Barriere für potenziell schädigende Umwelteinflüsse. Dieses Hindernis soll daher in erster Linie unseren Körper vor dem Eindringen diverser Keime bewahren. Dennoch: Nichts in der Biologie, nichts in der Medizin und schon gar nichts im Leben allgemein ist hundertprozentig. So kann auch dieser Schutzwall überwunden werden und zu Krankheiten oder Schäden führen!

Die Plattenepithelien findet man daher naturgemäß überall im Körper, wo eine strapazierbare Oberfläche benötigt wird: in der Mundhöhle, der Speiseröhre, der Scheide, dem äußeren Muttermund, der Penisschleimhaut unterhalb der Vorhaut, dem äußeren Analkanal und schließlich dem größten Organ des Menschen, der Haut. Letztere weist als Besonderheit eine unterschiedlich dicke Hornschicht auf, da ja die Außenwelt mehr Gefahren birgt als unser Innenleben. Im Mikroskop sieht man ein wellig geschichtetes rötliches Material, das dem Epithel aufgelagert ist. Zwischen den Plattenepithelien liegen überdies ganz besondere Zellen, die der Abwehr von Eindringlingen dienen und mit dem Immunsystem des Körpers zusammenarbeiten. Diese Langerhans-Zellen sind damit die äußeren Wachposten des Körpers und haben noch dazu ein faszinierendes Aussehen, das aber nur bei Spezialfärbungen zutage tritt. Von ihrem zentralen, plump-ovalen Zellkörper spinnen sich füßchenartig, wie dünne

Krakenbeine, Zellfortsätze in die Umgebung, die sich zwischen die anderen Hautzellen einkrallen. Mir der Verminderung der Langerhans-Zellen kann demnach eine erhöhte Anfälligkeit für Keimbesiedelungen einhergehen.

Unter den Keimen, insbesondere den Bakterien, sind ebensolche ästhetische Aspekte erkennbar: Sie ordnen sich in Pärchen, Gruppen oder kurzen Ketten an, haben zum Teil ein korkenzieherartiges Erscheinungsbild, präsentieren sich als Stäbchen oder als kreisrunde Kokken. Pilze lassen auch nichts an Schönheit zu wünschen übrig und bilden Y-artige Verzweigungen mit kolbenförmigen Enden oder kleine, strahlige Gebilde, die als Blumensträuße ohne Blüten auffallen. Makroskopisch gesehen bilden sie Miniaturgebüsche, vergleichbar mit den Samenkugeln des Löwenzahns, die wir als Kinder mit großer Begeisterung in die Luft geblasen haben, um anschließend den bedächtig hinunterpendelnden Fallschirmen zuzusehen.

Allein die blumige Sprache der Pathologie drückt die natürliche Schönheit der gesunden, aber auch der kranken Gewebe oder Zellen aus. In der Makroskopie ist von einer zimtfarbenen Oberfläche der Lunge, einer gotischen Spitzbogenform bzw. der romanischen Rundbogenform des Herzens die Rede. Histologisch reihen sich Zellkerne dachziegelartig übereinander, bilden popcornartige Veränderungen oder präsentieren sich als Siegelringzellen. Mottenfraßartige Gewebszerstörungen stehen neben landkartenartigen Begrenzungen und trichterförmigen Narben. Hirschgeweihartig verzweigende Milchgänge, honigfarbene Schnittflächen und karamellbraune Organfarben ergänzen die feingeweblichen Beschreibungen von Kaffeebohnen- oder Milchglaskernen. Eulenaugen starren einem entgegen, während Fasern makroskopisch den Eindruck von Fischfleisch hinterlassen.

Diese Liste ließe sich noch beliebig fortsetzen! Ein mir lieber Kollege verglich das Mikroskopieren einmal mit dem Fernsehen: Unterschiedlichste laufende Bilder bewegen sich vor unseren Augen. Deren Abbildungsmuster verwenden wir schließlich zur

Diagnoseerstellung. Doch bei all den prächtigen Eindrücken hinterlässt die Masse der beobachteten Schnitte ihre Spuren der Reizüberflutung. Abends, nach Hunderten Präparaten und vielen Stunden des optischen Eindringens, lebt die innere »Flimmerkiste« bei geschlossenen Lidern weiter. Zellen sausen durch den imaginären Äther, um sich schließlich in die Dunkelheit der Gedankenwelt zu verlieren.

Witz und Humor

Wie über jeden Lebensbereich, so wird auch über die Ärzte gern gewitzelt, wobei die Grenze zum »schwarzen« Humor öfter überschritten wird, als unserem Berufsstand recht ist – »Jeder Arzt hat seinen Friedhof« ist nur ein Beispiel dafür.

Und wer kennt sie nicht, die Sprüche über Ärzte im Allgemeinen wie
»Ich gehe zum Arzt, weil der von etwas leben muss,
danach mit dem Rezept zum Apotheker, weil auch der von etwas leben muss,
und schließlich werfe ich die Medikamente weg,
weil ich selbst leben muss!«
oder im Besonderen wie
»Der Internist weiß alles, kann aber nichts.
Der Chirurg kann alles, weiß aber nichts.
Der Pathologe kann alles, weiß alles, nur ist es dann schon zu spät!«
Letzterer Spruch wurde und wird gerne als Titelzitat bei einschlägigen Büchern verwendet. Die Erweiterung desselben ist hingegen weniger bekannt:
»Der Psychiater glaubt, alles zu wissen und zu können, nur stimmt es nicht.«

Ein anderer Witz präsentiert auf eine nette Art und Weise die Charaktereigenschaften so mancher Arztgruppen:

Vier Ärzte bei der Entenjagd
An einem herrlichen Herbstmorgen treffen einander ein Internist, ein Psychiater, ein Chirurg und ein Pathologe zur trauten Entenjagd. Die Flinten sind geladen, die Reihenfolge der Abschüsse festgelegt. Also wird Benno, der Jagdhund, ins Dickicht geschickt, um die Enten aufzuschrecken. Es raschelt, das Geäst

knarrt, die Ärzte lauern. Sekunden später flattert die erste Ente mit kräftigen Flügelschlägen in die Höhe des Himmels. Der Internist reißt die Flinte hoch, der Finger krümmt sich um den Abzug – jetzt und für immer wirst du mein sein!

Doch da! Er zögert! Ist es eine Ente? Oder gar ein Erpel? Nun ja, das Gefieder passt, der Schwanz ist aber nicht ganz typisch ...

O weh, das viele Grübeln! Die Ente lacht sich eins und verschwindet in der Ferne.

Der Psychiater schmunzelt angesichts der internistischen Fehldiagnose: »Geh zur Seite, alter Freund, so wird das nie etwas! Ich zeige dir, wie der wahre Jäger vorgeht!«

Benno startet erneut. Die Blätter fliegen auf, der Rüde gibt Gas, taucht in das Gebüsch ein und ... Erneut harren die Ärzte der kommenden Ereignisse.

Da! Ja! Jetzt wieder!

Schon steigt die nächste Ente mit raschen Flatterbewegungen empor. Der Psychiater reißt siegessicher die Büchse vor seine Augen und ...

»Ob sie sich wie eine Ente fühlt? Hat sie vielleicht eine Schar von kleinen Entlein zu versorgen? Nun vielleicht ...«

Die Ente entschwindet hinter den Baumkronen.

Der Chirurg lacht schallend! »Seelendoktor, du bist zu mitfühlend, geh' lass es sein!« Mit einem kräftigen Griff langt er nach dem Instrument der Jägerlust und ruft: »Los, Benno, lauf! Hol mir die nächste!«

Der Mischlingsrüde sprintet los, taucht in die Tiefe des Blätterwerks ein und wieder harren die Ärzte erwartungsvoll.

Ein Gebell, ein Geschnatter und schon stechen mehrere Enten in die Lüfte, ziehen über die Köpfe hinweg. Der Chirurg ballert los ohne jede Gnade, bis das Magazin leer ist! Eine der Enten stürzt zu Boden, der Aufprall ist hart, die Federn wirbeln durch die Luft.

Mit lauter Stimme ruft der Chirurg: »Geh, Pathologe! Schau' nach, ob's a Ent'n woar!«

Aber auch als Prüfer ist mir so manche Situationskomik untergekommen:

Tod in der Biologie
Für die Schwesternschülerinnen stellt die Pathologieprüfung eine große Herausforderung dar.

Es war wieder eine Marathonsitzung, bei der ich 110 meist junge Damen auf ihre Kenntnisse in der Pathologie zu befragen hatte. Eine der Kandidatinnen, die sich schon während der Unterrichtsstunden durch mangelndes Interesse ausgezeichnet hatte, krönte ihr Unwissen mit naiver Gelassenheit.

Auf die Frage, was der Unterschied zwischen biologischem und klinischem Tod sei, antwortete sie sehr bestimmt und bedacht: »Der klinische Tod, der tritt im Spital ein!«

»Und warum?«

»Na, Klinik ist ja ein Krankenhaus!«

»Und was bedeutet der biologische Tod dann?«

»Ganz einfach. Ein Mensch, der in der Biologie stirbt!«

»Was meinen Sie damit?«

Sie denkt und grübelt, runzelt dabei die Stirn und meint: »Im Wald natürlich!«

Als ich ihr angesichts dieser Vorstellung ein »Nicht Genügend« gab, war sie mehr als erstaunt und beschwerte sich in der Direktion über meine Bösartigkeit.

Auch über Medizinstudenten werden nette Dinge erzählt:

Besondere Qualitäten
Eine junge Kollegin sitzt bei der Anatomieprüfung und soll Auskunft über den Schichtaufbau des Penis geben. Allein die Frage nach dem Intimteil des Mannes verwirrt sie und bremst die Ant-

wortgeschwindigkeit deutlich. Der Prüfer, ein älterer Herr, der gerne junge Damen in Verlegenheit bringt.

»Nun, zuoberst ist die Haut.«

»Ja, richtig! Und weiter?«

»Danach folgt die Penis-Faszie, die die Schwellkörper umgibt.«

»Ja, sehr richtig! Und weiter?«

»Jeder einzelne Schwellkörper ist umgeben von der Tunica albuginea.«

»Ja, bravo! Und weiter?«

Nun stockt die Kollegin, ihre Stirn legt sich in Falten, ihr Blick geht zu Boden.

»Ja und weiter? Was kommt dann noch. So sag'n Sie's doch!«

Gedrängt vom Professor hebt sie den Blick, errötet ein wenig: »Naja ...«

»Muss ich denn alles aus Ihnen herauskitzeln? Also, was kommt dann?«

Leise wispert sie: »Na, der Knochen!«

Wie versteinert verharrt der Professor in seiner Haltung, um sich nach einem Seufzer über dem rechten Ohr zu kratzen. »Der Knochen. Ach so, ich verstehe! Liebe Frau Kollegin, nehmen Sie den Rat eines alten Mannes an: Geben Sie Ihr Medizinstudium auf! Aber Ihren Freund, den geben Sie nie auf, denn dieser Mann dürfte besondere Qualitäten haben!«

Aber auch Patienten geben manchmal Anlass zum Lachen.

Fremdwörter sind heimtückisch
Ein etwa 50-jähriger Patient kommt zur stationären Aufnahme, wo er wie üblich zu seinen Vorerkrankungen befragt wird: »Was hatten Sie für Kinderkrankheiten?«

»Scharlach, Feuchtblatterl und Fieber.«

»Haben Sie oder jemand in Ihrer Familie Bluthochdruck?«

»Nein.«

»Sind Sie Diabetiker?«
»Nein, Elektriker«

Und noch ein paar Schmankerln

Die Witze rund um Pathologen haben meist einen makaberen Anstrich.

Ein Assistent der Pathologie absolviert am Ende seiner Ausbildung seine klinische Zeit, während der er auf einer Chirurgie Dienst versieht. Beim Verlassen des Operationssaales trifft er auf einen Kollegen, der ihn fragt: »Wie war deine erste OP?«
»Wie bitte?«, erwidert der Jungpathologe, »ich dachte, es sei eine Obduktion!«

Dass dieser Gedanke offenbar gar nicht so abwegig ist, lässt ein Ausschreibungstext zu einer Planstelle eines Chefpathologen vermuten:
»Notwendige Unterlagen für die Bewerbung: Lebenslauf, Publikationen, Strafregisterauszug, *Operationskatalog* (mit Nachweis der Lehrassistenzen) …«

Auch manche andere, reale Situation lässt schmunzeln:
Als die Mitarbeiter eines Instituts für Pathologie am letzten Geleit ihres verstorbenen Chefs am Friedhof teilnahmen, war an der Prosektur zu lesen: »Wegen Todesfalls geschlossen.«
Die Bestatter trauten ihren Augen nicht und fragten: »Da wäre doch die Prosektur immer zu!?«

Schlagzeilen müssen kurz und bündig sein! So war einmal zu lesen:
»Obduktion deckte auf: Entführte tot!«
Man möchte fast hinzufügen: … nach der Obduktion sicher!

Ein anderes, ähnliches Beispiel aus der Tagespresse:
»Messer im Rücken! War es Mord?«
Na, vielleicht war es Selbstmord.

Nomen est omen:
Was befindet sich in der Sensengasse im 9. Wiener Gemeindebezirk?
Wie der Straßenname fast vermuten lässt: die Gerichtsmedizin.

Nett fand ich auch ein amüsantes Hoppala in den ORF-Seitenblicken, als ein Interviewter meinte: »Männer, die zu viel Sex brauchen, sind lauter Pathologen!«
Liebe Leser! Ich darf Sie beruhigen, kein Pathologe ist eine lüsterne Bestie! Gemeint war vielmehr, dass Sexsüchtige »pathologisch«, sprich: krankhaft veranlagt, sein sollen.

Banale Traumfahrt eines Kaugummis

Müde und abgespannt komme ich nach Hause und werfe mich auf die Couch. Vor den Augen flimmern die Zelleindrücke des Tages hinter dem Mikroskop. Apropos »flimmern« – ab zum Flimmern in der Kiste! Ich liebe es! Flimmern, ohne zu denken! Es ist ein Berauschen ohne Kopfweh und das beste Schlafmittel der Welt. Daher habe ich auch einen ultragroßen Rückprojektor, um bei *high digital* und Maximalqualität schneller einzunicken. Bis dahin suche ich Geeignetes. Beim Channel-hopping wechseln einander nackte Brüste mit eingeschlagenen Schädeln ab, zertrümmerte Autos mit kannibalischen Horrormonstern und Serien-Selbstdarsteller mit quasseligen Talkshows. Angewidert vom TV-Programm spüle ich ein kühles Blondes in mein erschlafftes Inneres, bis sich allmählich ein angenehmes Gefühl des *easy going* in meinem Kopf breitmacht. Langsam fallen mir die Augen zu und ich dämmere hinüber in den Zustand dunkler Seligkeit.

In der Wolke nebeliger Gedanken werde ich zu einem rötlichen Kaugummi in einer Mundhöhle. Die Zähne zermalmen mich, quetschen und verformen mich. Und – hoppla! – umhüllt von blasigem, dünnem Schleim rutsche ich in die gräuliche schmale Höhle des Schlunds hinab, die in das Schlauchband der Speiseröhre mit drei Engstellen mündet. So gleite ich über die glitschige Oberfläche, rausche am Herzen vorbei, dessen Dröhnen mich an das Läuten der Pummerin erinnert. Dann sause ich in den Dom des Magens mit dem Anblick einer mächtigen rötlichen Kalksteinhöhle – nur Stalagmiten und Stalaktiten gibt's keine. Zäher, weißlicher, fadenziehender Schleim umgibt mich, irgendeine salzige, beißende Lösung spritzt aus winzigen Poren.

Ich komme mir vor wie eine von Düsen bespritzte Windschutzscheibe.

Zwischen überdimensionierten Bettfalten rutsche ich in einer Rechtskurve in einen leicht grünlichen, stinkigen Sud und werde abrupt gestoppt. Vor mir das Tor des Pförtners – der Magenausgang. In der Mitte ein winziges schwarzes Loch, von dem sich seesternartig die Schleimhautschatten der Falten zum Rand des Organs ziehen. Ich blicke aus dem Inneren eines verschnürten Sackes nach oben und warte. Plötzlich – »Sesam, öffne dich!« – dehnt sich die Pförtnerblende und macht immer mehr einer Lichtung Platz, über welche ich wie in einen dunklen Tunnel mit schaumig-grünlicher Flüssigkeit hineingezogen werde. Im C-förmigen Kurvenradius des Zwölffingerdarms rutsche ich auf einer samtartigen, weichen Oberfläche entlang, um in der Mitte zu einem knopfförmigen Etwas, der Gallenblasengangmündung, zu gelangen, aus welcher sich schwallartig dunkles, grünliches Spritzwasser auf mich ergießt. Kaum habe ich die C-Schlinge des Zwölffingerdarms verlassen, schleudert es mich in der Hochschaubahn des frei beweglichen Dünndarms schon hinauf, hinunter und zur Seite. Dies mit den gurgelnd-grolligen Geräuschen einer Geisterbahn der Verdauung. So donnere ich den Bauch hinab. Am Ende kommt ein langes Gartenschlauchstück, das mich über ein rundliches schwarzes Maul in den kleineren Höhlendom des beginnenden Dickdarms hineinspuckt.

Hier, in den bauschigen Arkaden von Wandnischen und Kavernen, ist die Schleimhaut glatt. Das mitgeflossene Wasser wird sogartig in die Wand gesaugt. In einer scharfen Rechtskurve lasse ich den Blinddarm links hinter mir. Nun geht es steil hinauf, die Umgebung wird immer breiiger und bröckeliger. Dunkelbraune Massen schieben sich pulsartig vorwärts, knicken in einer Anhöhe abermals nach rechts, um in einer hängenden Brücke in *stop and go* zu einem weiteren kleinen Gipfel aufzusteigen. An der Milz vorbei stürze ich in den tiefen freien Fall. Am Tiefpunkt des Bungee-Jumps reißt es mich in die S-förmige Schikane des

Dickdarms, zunächst nach rechts, dann unmittelbar darauf nach links, um frontal von schmutzig-braunen, derb-elastischen Kotkugeln in deren Geisterfahrt im Mastdarm zum Stillstand gezwungen zu werden. Nun liege ich da und warte inmitten der Jauchefladen.

Die Zeit – sie will schier nicht vergehen. Doch endlich! Ganz plötzlich drücken die seifigen Wände die Schlammbrocken von allen Seiten zusammen. Die wurstförmige, übel riechende Masse presst sich tiefer und wieder öffnet sich ein – nun analer – Blendenkranz mit leuchtend grell-weißem Licht am Ende des Tunnels. Mit einem furzigen Plumps endet mein Spaziergang durch den Irrgarten der Nahrungsmittelpassage in keramischem Bahama-Beige. Schon fallen welke, bunte, eckige Blätter herab und senken sich über den mit Ausscheidungslehm bedeckten Boden.

Ich schrecke hoch! Was für ein Unsinn! Auch nicht besser als Fernsehen!, denke ich über meinen Traum und bin froh, aufgewacht zu sein.

Irgendwie ist der Traum aber wie mein Tag: Zuerst in der Kaumühle deformiert und gequetscht, dann einfach verschluckt von den Stunden der Fließbandarbeit am Mikroskop. Hin- und hergerissen von den Tagesereignissen, um schließlich ausgeweidet von Nahrungsstoffen in den Stuhl zu sinken.

Doch da! Ein drückend-quälendes Gefühl im Beckenboden – ich fürchte, der verschluckte Kaugummi will raus!

Rauchen – Selbstmord auf Raten

Sieben Jahre ohne, sieben wieder mit. Immer wieder anfangen, aufhören, einmal rauchen, dann wieder nicht. Genüsslich sauge ich in der schwachen Phase den blauen Dunst mit seinen schwarzen Rußpartikeln in mich ein. Dabei lähme ich die Flimmerhärchen in den Atemwegen, die den Ruß wieder hinaustransportieren sollten. Die blauen, transparenten Schwaden erfüllen meine Luftröhre, dringen in die Bronchien. Das im Rauch enthaltene radioaktive Polonium 210, die Nitrosamine und die anderen Kobolde beschädigen meine DNS. Jeder Zug Tausende Zellen. Die einen werden repariert, die anderen bringen sich um. Apoptose wird das eingebaute Selbstmordprogramm genannt. Die Zelle kapselt sich ab und schrumpft, der Kern zerfällt in winzige Schrotkugeln. Danach bilden sich aus der gesamten Zelle kleinste runde Körper, die von Nachbarzellen oder den Fresszellen des Körpers verspeist werden. Wenn es dieses Selbstmordprogramm und die Reparaturmechanismen nicht gäbe, würden viel häufiger und zahlreicher Krebsgeschwüre auftreten.

Die DNS-Schäden, die durch mindestens 40 krebserregende Stoffe entstehen, sind genau definiert. Man weiß genau, welche Mutationen mit dem Rauchen verbunden sind. Zug um Zug, Tag für Tag setze ich daher erneute Reize. Aus den ursprünglichen Flimmerzellen werden Plattenepithelien, diese entwickeln atypische Klone. Diese wiederum sind der Ausgangspunkt für den Lungenkrebs. Anfangs dachte man, dass die »Light«-Produkte das Risiko verringern würden, da aber bei diesen tiefer inhaliert wird, finden sich die Tumoren nicht zentral, sondern weiter peripher in der Lunge. Manche Menschen haben das Glück, dass die Reparaturen besser funktionieren als bei anderen, sodass Einzelne ihren Lungenkrebs gar nicht erleben, sondern vorher an den Folgen der Gefäßveränderungen, die mit dem Rauchen einhergehen, versterben. Es ist schon eigenartig: Wenn ich operierte Lungen oder bei der Autopsie die Lungentumoren bearbeite, denke ich kaum daran, dass es auch mich treffen könnte. Die Karzinome sind grauweißliche, meist strahlige Knoten, die von einem Bronchus in die Umgebung wachsen. Die Lichtung wird zunehmend verschlossen, sodass die eingeatmete Luft letztlich kaum mehr bis zu den Lungenbläschen vordringen kann. In den Lungenbläschen findet ja der Gasaustausch statt: Hier wird das CO_2 gegen O_2 ausgetauscht. Sauerstoffmangel, Atemnot und Lungenüberblähung sind die Folgen. Am Ende ist es eine Art des Erstickens.

Ob sich das auszahlt?

So ziehe ich an meinem Glimmstängel, glaube an die stimmungshebende Wirkung und genieße das gesellschaftliche Miteinander in der Rauchpause, um so gemeinsam heiter-vergnüglich Richtung Lungenkrebs zu paffen. Eigentlich komisch, dass wir nicht gemeinsam Kaugummi kauen. Auch den könnte man sich gegenseitig anbieten, auch Anbandeln mit der Kollegin wäre damit möglich. Um sich von den anderen Nicht-Kauern zu distanzieren, wäre es doch nett, dabei gelegentlich Bubble-Gum-Blasen zu pusten oder vielleicht auch dicke Fäden aus dem Mund zu ziehen – das ist auch nicht jedermanns Sache. So bestünde eine kleine elitäre Kaugemeinschaft ohne Risiko. Aber nein – man könnte sich verschlucken! Lungenkrebs wäre allerdings ausgeschlossen.

Na, dann ab zum Kaumuskeltraining – ob sich das durchsetzen wird?

Der Narrenturm

Es ist Donnerstag. Meine Studenten erwarten mich in ihrer Alltagskleidung im Vorraum zur Prosektur. Einige lächeln, andere lümmeln am Boden, haben die Augen geschlossen, wieder andere blicken gedankenversunken zu Boden.

»Aha – es gibt keine Leiche!«, entfährt es mir lächelnd.

»Ja, genau«, erwidert eine Studentin und fügt hinzu: »Schade!«

»Naja, ich hätte da eine Alternative.«

»Nach Hause gehen?«, ätzt aus der Tiefe einer der am Boden Lümmelnden.

»Nein«, erwidere ich mit einem leicht Ton des Unmuts. »Heute hat der Narrenturm geöffnet und den werden wir besuchen!«

Wir vereinbaren, uns vor dem unteren Eingang zum alten Allgemeinen Krankenhaus zu treffen, weil auch ich mich zuvor noch in Zivilkleidung werfen muss. Dort treffe ich nun auf meine Studiosi, teils rauchend, teils tratschend – ihr Gemurmel wird lediglich vom Verkehrslärm übertönt.

Schräg vis-à-vis von diesem Eingang steht das alte Gebäude der Pathologie, auf dessen Giebelfront der lateinische Spruch »*indagandis sedibus et causis morborum*« (zur Erforschung des Sitzes und der Ursachen der Krankheiten) prangt. Dieser Aphorismus lehnt sich an den epochemachenden Titel des Hauptwerkes *De sedibus, et causis morborum per anatomen indagatis* (1761) von J. B. Morgagni, dem sogenannten Vater der pathologischen Anatomie, an. Es war die Zeit, als die Ärzte zu begreifen begannen, dass durch das »Zergliedern« der Toten neue Erkenntnisse gewonnen werden konnten. Am Anfang stand Théophile Bonet, der wie alle frühen Anatomen, die ja noch keine Pathologen waren, mit Neugierde Hingerichtete sezierte, um Nachschau zu halten, was sich denn so in einem Körper fände. Auch die Leichenfledderei stammt aus jenen Tagen, da man sich in Ermangelung einer ausreichenden Zahl von Toten kurzerhand frisch Beerdigte vom Friedhof besorgte. Zudem standen Selbstmörder, Ketzer und Verbannte nicht unter dem Schutz der Kirche, da sie nicht in geweihter Erde begraben werden durften.

Nach meiner kurzen Einleitung überqueren wir die Straße und halten in der Einfahrt zur alten Pathologie an. Ich erzähle nun, wo sich im sogenannten »Leichenhof« das alte Prosekturgebäude unseres großen Pathologen Carl Rokitansky befand. Es handelte sich um eine einfache Baracke, in der es erbärmlich stank – weil dort zum einen Präparate seiner Vorgänger, zum anderen aber natürlich auch die Leichname lagerten. Als erster Ordinarius für Pathologie erwirkte Rokitansky den heute noch zu sehenden damaligen Neubau für ein »Pathologisches Institut«. Als am 8. Dezember 1881 der Ringtheaterbrand ungefähr 400 Todesopfer forderte, wurden diese wegen des Platzmangels entlang der Spitalsmauer in Särgen beim Institut gelagert. Dieses traurige Ereignis war nebenbei auch Anlass zur Gründung der ersten freiwilligen Wiener Rettungsgesellschaft. Das Institut als solches übersiedelte 1991 in das neue Allgemeine Krankenhaus. Das alte Gebäude beherbergt seither das Institut für Hirnforschung.

Wir gehen nun seitlich am Gebäude entlang, durch einen kleinen Bogengang, vorbei am Sarglager der Wiener Bestattung, um über eine lang gezogene, steile Treppe an der Hinterseite der ehemaligen Pathologie in den 6. Hof des alten AKHs zu gelangen, wo wir den Narrenturm erspähen. Dieser Rundbau mit der Form eines Zylinders wurde 1784 unter Kaiser Josef II. errichtet, um »Tolle und Wahnwitzige« aufzunehmen. Liebevoll zynisch wurde der Turm, das »Tollhaus«, von den Wienern »Gug'lhupf« genannt und das »Gemma-Narrische-Schauen« war eine beliebte Freizeitbeschäftigung. Auch Kaiser Josef II. soll ihn öfter besichtigt haben – häufiger, als man dies bei einem Staatsoberhaupt vermuten würde, das ja eine Reihe von weit wichtigeren Terminen wahrzunehmen hatte. Ab 1866 mutierte der Turm zum

Schwestern- und Ärztewohnheim, um schließlich ab 1971 das pathologisch-anatomische Museum zu beherbergen. Viel wurde spekuliert, warum der Turm in dieser Gestalt gebaut wurde. Erst kürzlich wurde ein rosenkreuzerisch-kabbalistisches Zahlenspiel von Alfred Stohl hinter der Architektur vermutet.

Das Backsteingebäude mit seinem blasig aufgeworfenen Verputz und den zahlreichen Rissen und Bruchlinien wirkt abgetakelt und verwahrlost, aber gerade das verleiht ihm die Aura des mystisch Antiquierten und Verklärten. Die kleinen, schießschartenartigen Fenster erinnern mehr an Auslässe bei Wehrtürmen als an Fenster eines Krankenhauses. Aber es handelte sich auch mehr um ein Gefangenenhaus als um eine Betreuungsstätte, denn in fünf Stockwerken mit je 28 Zellen wurden die »Aberwitzigen« mit schweren Gliederketten an eingemauerte Metallringe gefesselt. Ihr »Schreyen und Tosen« erhöhte den Reiz des Unheimlichen für die schaulustigen Spaziergänger.

Umgeben wird der Rundbau von wenigen großen Laubbäumen, die diesen bei vollem Blätterwald fast verdecken und nur anzügliche Ausblicke auf das Mauerwerk freigeben. Im Winter spiegeln dann die knorrigen Äste die Kälte der Fassade und deuten wie Wegweiser an, was sich teilweise hinter dem Gemäuer verbirgt: nämlich der knöcherne Inhalt des Hauses mit Tausenden Skeletten.

Wir sind inzwischen vor dem Eingang zum Narrenturm angelangt, dessen schmale, schmiedeeiserne Türe mit eingearbeiteter Äskulapnatter weit offen steht. Nach Durchschreiten des breiten Mauerrings des Turms gelangen wir in den Innenhof mit der sogenannten »Sehne« als zentralem Verbindungskorridor. Dieser verbindet, von oben betrachtet, wie eine durchgehende Radspeiche den gemauerten Doppelkreis, um dadurch den Weg zu den gegenüberliegenden Zellen kürzer zu gestalten. So kommen wir in den dadurch entstehenden halbmondförmigen Innenhof, der gerne für Feiern oder kulturelle Veranstaltungen genutzt wird. Innerhalb des Mittelteils winden wir uns in den ersten Stock und setzen hier von der Sehne wieder in den Außenbogen über, wobei über unseren Köpfen ein hölzernes Portalschild thront, das die in altdeutschen Lettern gehaltene Inschrift zeigt: »*Hic locus est, ubi mors gaudet sucurrere vitae.*« (Hier ist der Ort, an dem der Tod sich freut, dem Leben zu helfen.)

Diesen Spruch hatte Joseph Hyrtl, der große österreichische Anatom, im 19. Jahrhundert in Paris über dem Eingang eines Hörsaals gelesen. Hyrtl war in der breiten Öffentlichkeit auch für die Herstellung erstklassiger »Wachsausgusspräparate« bekannt, die beispielsweise bei der Weltausstellung 1873 in Wien präsentiert wurden. Diese auch Injektions- oder Korrosionspräparate genannten Objekte gab es bereits seit dem 17. Jahrhundert, wobei in die großen Adern eines Organs erweichtes Wachs eingespritzt wurde, um danach zu einem Gefäßskelett auszuhärten. Damit der wächserne Korallenstock des Adergeflechts überhaupt zur Ansicht kommt, musste das umliegende Gewebe entfernt, »korrodiert« – und das sogar im schaurig-wörtlichen Sinn der deutschen Übersetzung des lateinischen Wortes, nämlich abgenagt – werden. Fleischfressende Maden oder Larven kringelten sich durch Leber oder Niere, nuckelten und zuzelten sich bis an die Wachsröhren. Letztlich verblieb nur der kerzenartige Gefäßbaum. Gunther von Hagens macht heute mit seiner Plastination das Gleiche mit Hilfe von Kunststoff und chemischer Zersetzung, wenn er nicht gleich den ganzen Menschen erhält und präzise sezierte Zerrbilder ausstellt. Auch bei seiner Methode wird das Gewebe dauerhaft konserviert, und zwar indem die Zellflüssigkeit durch Kunststoff ersetzt wird.

Am Ende des »Sehnengangs« sehen wir bereits den ersten Raum mit seinen über- und hintereinander gestapelten, unterschiedlich großen, zum Teil überdimensionierten Eprouvetten mit gemischtem Inhalt. Das Geschnatter meiner Studenten weicht erstauntem Grübeln, sodass eine angenehme Stille entsteht. Beim Anblick der in transparentem Formalin schwimmenden Organteile im so genannten »Lungenzimmer« beginne ich aus Gerhard Roths Essay *Der Narrenturm* zu zitieren: »Ein Meer des ...« – plötzlich ein weiblicher Schreckensschrei, der uns alle zusammenzucken lässt. Alle blicken fragend in die Runde: »Was ist passiert?« Dann schallendes Gelächter: Kein Ungetüm, kein Gruselmonster ließ der jungen Kollegin panisch ihre Stimmlippen vibrieren! Nein! Die turmeigene Hauskatze umschmeichelte mit emporgestrecktem Schwanz und leichtem Buckel die zarten Damenbeine. Erleichtert lächelt mir die Kollegin mit leicht gesenktem Kopf und etwas verschämtem Blick zu und zuckt dezent mit den Schultern, als wollte sie mir sagen: »Ich weiß auch nicht, warum.«

Also setze ich nochmals zu meinem Zitat aus Roths Schilderung an: »Ein Meer des Elends, denke ich mir, hat diese Geschöpfe und Organe an den Strand der Wissenschaft gespült, wo sie zergliedert, in Formol und Kaiserling aufbewahrt, nummeriert und katalogisiert wurden wie Fische oder Muscheln.«

Wir besichtigen einen Raum nach dem anderen, vorbei an 50 cm großen Zysten des Eierstocks, an Schädeln mit deutlich vergröberter Knochenstruktur, die wie Aliens anmuten, am Trichobezoar, einem 10 cm großen Haarknäuel aus dem Magen eines Tapezierers, der gerne Rosshaar kaute. Wir betrachten Missbildungen, deren Namen uns teils aus der Mythologie bekannt sind: der einäugige Zyklop, der zweigesichtige Janiceps, die Sirene mit verschmolzenen Beinen, die am Brustbein verwachsenen Siamesischen Zwillinge. Wir sehen die Moulagen, wachsartige Nachbildungen von Gesichtern, Geschlechtsteilen, Rückenhaut und anderen Körperteilen, die derart realistisch aussehen, dass es so manchen meiner Studiosi erschreckt. Eine Moulage beispielsweise stellt das Strahlengeschwür eines Schaustellers dar. Dieser demonstrierte am Jahrmarkt die Durchleuchtung seines Körpers mittels Röntgenstrahlung. Früher wusste man ja nicht um die akuten und chronischen Schäden, die hohe Dosen dieser Strahlung verursachen können. Heutige Geräte kommen in einem ganzen Jahr nicht auf die gleiche Dosis, die damals bei einer einzigen Anwendung abgegeben wurde – und dies nur zum Vergnügen der anderen, um ein wenig zu verdienen. Die Ursache für ein derartiges Strahlengeschwür liegt, wie wir nun wissen, in der hohen Dosis bei regelmäßiger Hautschädigung durch die Röntgenstrahlung.

Pockengesichter, übersät mit unzähligen erbsengroßen Knötchen, wechseln ab mit Syphilisgeschwüren an Penis und weiblicher Scham. Kichernd und mit eiferndem Blick gehen die jungen Kolleginnen an der Strichzeichnung eines Mannes mit zwei Penissen vorbei. Männliche Kommentare bleiben natürlich nicht aus: »Der Traum eurer schlaflosen Nächte – oder nicht?« In einem Raum ist der Lückenschädel eines 18-Jährigen ausgestellt, dessen Löcher im Knochen durch Metastasen entstanden sind. Wir entdecken das Stopfpräparat eines Kindes, dessen Haut über Holz gestülpt wurde, wodurch wir heute noch die Fischschuppenkrankheit im Original sehen können.

Im Erdgeschoss ist die Kost für meine Studenten offenbar etwas leichter verdaulich. Ein Alchemiezimmer bringt mystisch Verklärtes, in einem weiteren Raum stehen die Marmorseziertische der alten Pathologen, in welche auf der Seite sogar der Name des Prosektors eingemeißelt wurde. Eine Robert-Koch-Puppe findet sich in der Nachbildung der Ordination des berühmt gewordenen Landarztes, der für die Entdeckung der Erreger von Infektionserkrankungen (Milzbrand, Tuberkulose) 1905 den Nobelpreis für Physiologie oder Medizin erhielt. Ein alter Gebärstuhl und eine wunderbare antike Apotheke bilden die weiteren Stationen dieser Märchengrotte der Medizingeschichte.

So vergehen die Stunden, meine Stimme wird von den vielen Erklärungen langsam heiser, zunehmend ermüden wir alle. Zum Abschluss wird aber natürlich noch der Shop besucht, um sich mit Schlüsselanhängern aus Kunststoff-Wirbelsäulen, -Händen und -Füßen einzudecken.

Ein Keim macht Geschichte

Die Geschichte begann im Süd-Westen Australiens, wo ein Pathologe seit 1961 im Königlichen Spital von Perth routinemäßig Biopsien des Magens befundete. 1979 fiel ihm beim Mikroskopieren eine spiralige Struktur auf, die sich im Schleim an der Oberfläche des Magens befand. Er realisierte, dass es sich um Bakterien handeln musste. Bakterien im Magen? Seit ewigen Zeiten wurde damals gelehrt, dass der saure Magensaft jedwede Keime abtötet und darin daher keinerlei Bakterien gedeihen könnten.

»*Well, I saw the bacteria there. That's all. And once I'd seen them, they were easy to find*«, schildert der nunmehr mit dem Nobelpreis 2005 ausgezeichnete J. Robin Warren der Wissenschaftsautorin Joanna Rose. Es war der Moment einer Entdeckung, die erst nach weiteren 15 Jahren Arbeit volle Anerkennung fand. Zu guter Letzt erfolgte, als absoluter Höhepunkt, 26 Jahre später die Verleihung des Nobelpreises für Physiologie oder Medizin.

Die Entdeckung einer Struktur, die ein Bakterium sein *könnte*, ist in der Wissenschaft aber noch lange kein Beweis. Daher galt es zunächst, die Existenz und das Überleben dieses Keimes bei einem sauren pH zu belegen. Die bisherige Lehrmeinung lautete ja, dass die Magensäure jeden Keim vernichtet. So begann hier die eigentliche wissenschaftliche Arbeit von Warren und dessen Kollege, dem Internisten und Mikrobiologen Barry J. Marshall, der ebenso im Königlichen Krankenhaus von Perth der Universität West-Australien tätig war und ist. Als klassischer Pathologe, der sich nicht wirklich auf einen Keimnachweis verstand, suchte Warren einen Mitstreiter. Marshall verfügte durch seine zweite Ausbildung zum Mikrobiologen über ausreichend Wissen, um Warren behilflich zu sein.

In einem ersten Schritt wurden in zahlreichen Versuchen Gewebeproben des Magens auf Nährböden aufgebracht, um die Bakterien darauf zu vermehren. Die Versuche scheiterten aber mehrfach und es sah ganz so aus, als würde die alte Lehrmeinung recht behalten. Doch dann kam, wie so oft in der Wissenschaftsgeschichte, Vater Zufall den beiden zu Hilfe. Kulturplatten mit den Gewebeproben blieben aus Versehen zu Ostern 1982 über die Feiertage hinaus insgesamt vier bis fünf Tage im Brutschrank. Sonst wurden die Nährböden nach ca. 24 bis 48 Stunden untersucht. Aufgrund dieses Versehens wurde die Brutzeit daher deutlich verlängert. Gerade diese zusätzliche Verweildauer der Bakterien in einer Schale mit Nährstoffen, ausreichend Sauerstoff und angenehmer Temperatur ermöglichte es ihnen, sich zu vervielfältigen. Es war gelungen! Es waren lebende Bakterien! Schon dieser erste Nachweis war ein Durchbruch, weil damit ein bestehendes wissenschaftliches Dogma zu Fall gebracht wurde. Die beiden bewiesen damit, dass es sich um echte, lebensfähige Mikroorganismen handelte und nicht um Artefakte.

Dieses exzellente Ergebnis publizierten Warren und Marshall sogleich in dem renommierten medizinischen Fachjournal *The Lancet* und nannten das entdeckte Bakterium »Campylobacter pyloridis«. Diese Veröffentlichung wurde durch zahlreiche andere Arbeitsgruppen bestätigt, die diesen Keim ebenso isolieren konnten. Gerade die Reproduktion der Ergebnisse durch andere ist eine ganz wesentliche zusätzliche Bestätigung, dass eine Entdeckung nicht ein *»fake«*, also ein Schwindel, ist. Es stellte sich jedoch heraus, dass das Bakterium nicht in die Gattung der Campylobacter zu reihen war und dafür eine eigene Gruppe geschaffen werden musste. Dem Bakterium wurde der neue Name »Helicobacter pylori« (*griech.*: helikos – helix; alles Gewundene; *griech.*: bakter – bakterion; Stäbchen) zugewiesen. Im Alltagsdeutsch bedeutet dieser Fachbegriff Spiralbakterium des Magenausgangs (= Pylorus).

Die Gastritis und der Selbstversuch

Helicobacter pylori ist, wie wir jetzt wissen, für die Mehrheit der Schleimhautentzündungen des Magens (Gastritis) verantwortlich. Ebenso hat sich herausgestellt, dass der Durchseuchungsgrad in der Bevölkerung enorm ist, womit der sogenannten HP-Gastritis ein sehr hoher Stellenwert zukommt. Noch vor wenigen Jahrzehnten wurde nur die erhöhte Säureproduktion im Magen für die klinischen Symptome einer Gastritis verantwortlich gemacht. Der »Reizmagen« wurde zum klassischen Bild des gestressten, unter dem Managersyndrom leidenden, teils zu viel Alkohol konsumierenden, teils intensiv rauchenden Mitmenschen. Das Stressulkus oder das peptische Geschwür war geboren.

Die therapeutischen Bemühungen bei der Gastritis gingen daher vorerst konsequenterweise dahin, die Säureproduktion zu verringern und die Patienten aufzufordern, ihre Lebensgewohnheiten zu ändern. Letztlich blieben aber eine große Zahl »Therapieversager« bestehen, obwohl die Medikamente vermeintlich wirkten und die Menschen sich bemühten. So wurden z. B. Rollkuren etabliert, bei denen die Patienten sich von einer Seite auf die andere, vom Rücken auf den Bauch legen mussten, um das verabreichte Medikament oder den lindernden Magentee gleichmäßig über die Schleimhaut zu verteilen. Bei den Menschen, die auf die entsprechende Therapie nicht ansprachen, kam es oftmals zu einem Geschwür.

Die Gefahr eines solchen Magengeschwürs besteht und bestand darin, dass dieses die Magenwand durchbrechen und sogar eine Arterie »anknabbern« kann, was in einer lebensgefährlichen Blutung endet. Ein Geschwür oder Ulkus ist abgestorbenes Gewebe, das durch einen lang anhaltenden Auslöser wie eine Entzündungsreaktion auf einen Keim entsteht. So geht bei einer schweren Gastritis Tag für Tag, Woche für Woche immer ein kleines Stück Magen zugrunde. Leidet man nun unter Umständen viele Jahre an einer Gastritis, »frisst« sich dieses Ulkus langsam durch die gesamte Magenwand. Durchbricht das Geschwür letztlich die Außenseite des Magens, gelangt der Inhalt in die freie Bauchhöhle – die Folge ist eine lebensgefährliche Bauchfellentzündung: Der Bauch bläht sich auf, wird bretthart und der Chirurg muss diesen *Durchbruch* so schnell wie möglich sanieren. Liegt an der Außenseite, wie beim Zwölffingerdarm, eine große Arterie, kann diese eröffnet werden und das lebenswichtige Blut spritzt in den Magen.

Warum kann der Helicobacter eigentlich auch im alkalischen Milieu des Zwölffingerdarms (Duodenum) Schaden anrichten? Bislang war ja nur vom Magen die Rede. Nun, der durch das Bakterium übersäuerte Inhalt kommt nach einigen Stunden vom Magen in das Duodenum und schädigt dort ebenfalls die Schleimhaut. Es sind daher nur die ersten Zentimeter des Zwölffingerdarms, die auf diese Weise ein Geschwür entwickeln können.

Nicht wenige Menschen starben an der Magen-Darm-Blutung oder an der Bauchfellentzündung. Betagte Chirurgen erzählen, dass sie oft jeden Tag, meist auch des Nachts, solch problematische Fälle hatten. Sofern die Betroffenen es überlebten, fehlten ihnen dann zwei Drittel des Magens und ein Teil des Dünndarms, zu dem das Duodenum zählt. Die Gastritis und das Magen- bzw. Zwölffingerdarmgeschwür waren demnach lebensgefährliche Volkskrankheiten mit vielen Opfern.

In diese Phase des Wissens fiel die Entdeckung von Warren und Marshall, die zeigen konnten, dass Helicobacter pylori für die meisten entzündlichen Veränderungen der Magenschleimhaut verantwortlich ist. Dieses Faktum allein reichte aber nicht aus, um die skeptischen Kollegen zu überzeugen, dass Helicobacter pylori eine Gastritis bewirken könne. »Mag sein, dass dieser Keim existiert, mag sein, dass er im Magen vorkommt – aber eine Gastritis hervorrufen?!? Nein wirklich, wie soll das gehen?«

So blieb den beiden nichts anderes übrig, als nach einem weiteren Beweis zu suchen. Und sie mussten auch nicht lange nachdenken, denn die Lösung hieß »Selbstversuch«. Ohne Warren, aber gemeinsam mit seinem neuseeländischen Kollegen Arthur Morris beschloss Barry Marshall, einen Cocktail der kultivierten Keime zu trinken. Vorerst musste aber durch eine Kontrollgastroskopie (Magenspiegelung) bei beiden Ärzten belegt werden, dass sie keim- und entzündungsfrei waren. Allein die Gastroskopie ist ja nicht unbedingt eine Untersuchung, die einem Freude bereitet. Dann noch die Unsicherheit, was nach dem Trinken der Keimsuppe geschehen würde. Würde ihnen übel sein? Würden sie erbrechen? Oder gar Fieber bekommen? Es war überhaupt nicht klar, welche Reaktionen eine solche Menge Helicobacter im Körper bewirken könnte. Die beiden Ärzte ließen sich dennoch nicht abschrecken. Die Kontrollbiopsien zeigten, dass beide keinerlei Magenentzündung aufwiesen.

So kam der Tag X und beseelt von Forschergeist schluckten sie die Brühe. Wenige Tage später schlugen sich, wie die *Frankfurter Allgemeine Zeitung* es so trefflich formulierte, »diese Erkenntnisse den Australiern auf den Magen«. Beide litten somit auch unter den typischen Merkmalen einer Gastritis wie Oberbauchschmerzen, Übelkeit, Völlegefühl, Erbrechen, belegte Zunge und Mundgeruch. Nun musste noch der histologische Beweis geführt werden. So wurden nach dem Trinken der Lösung nach zehn und mehr Tagen insgesamt drei Endoskopien mit Biopsien angeschlossen. Die Gewebeproben ließen keinen Zweifel: Warren sah unter dem Mikroskop eine Menge von Entzündungszellen, die die Magenschleimhaut durchwandert hatten. An der Oberfläche, in Schleimfäden eingekuschelt, das korkenzieherförmig spiralige Bakterium. Damit war alles klar und einer weiteren tollen Publikation stand nichts mehr im Wege.

Der Selbstversuch wurde in der Medizin immer wieder angewendet, um eigene Behauptungen experimentell zu untermauern. So befinden sich die beiden australischen Ärzte mit dieser Art der wissenschaftlichen Beweisführung in sehr guter

Gesellschaft. John Hunter (1728–1793), der große schottische Chirurg und Anatom, tröpfelte sich 1767 ein Trippersekret auf seinen Penis, um so die Übertragbarkeit der Erkrankung zu beweisen. Auch der bedeutende Münchner Hygieniker Max Pettenkofer (1818–1901) nahm eine Reinkultur der Cholerabakterien zu sich, um die von Robert Koch (1843–1910) entdeckten Erreger als Überträger der Cholera in infiziertem Wasser bei zusätzlich schlechten hygienischen Bedingungen zu beweisen. Um den Keimen auch beste Bedingungen zum Gedeihen zu liefern, trank er zuvor in Wasser gelöstes doppeltsaures Natron, um die Magensäure weitgehend zu neutralisieren. Er erkrankte kaum und stützte damit seine Theorie, dass für die Entstehung von Seuchen auch die Wasser- und Bodenqualität von Bedeutung ist. Er bewirkte dadurch, dass die Behörden entsprechende sanitäre Maßnahmen in München vornahmen.

Aber nun zurück zu den Helicobacter-Forschern. Mit dem mutigen Schritt in Form des Selbstversuches ebneten die beiden Ärzte den Weg zur Akzeptanz ihrer wissenschaftlichen Erkenntnisse. Es folgten darauf viele Jahre, die zeigten, dass dieser Entdeckung aber eine weit größere Bedeutung zukam, als man zunächst vermutet hatte.

Lotse der Geschwürbildung und Saat der Bösartigkeit

Der Mensch ist der Wirt von Helicobacter pylori und infiziert sich über den Mund. Dies geschieht meist schon in der Kindheit durch unreines Wasser oder mit Fäkalien verunreinigte Speisen, aber auch durch ungewaschenes Obst. Bei der Übertragung der Keime unterstützen zusätzlich auch die »Mini-Ratten der Luft« – unsere Schmeißfliegen. So ist schließlich fast jeder Zweite ein zunächst asymptomatischer Keimträger. Unter bestimmten Rahmenbedingungen kann sich eine Gastritis mit oder ohne Symptome entwickeln. Allerdings kommt es lediglich bei 1% der Betroffenen in der Folge zu einer Geschwürbildung im

Zwölffingerdarm (Duodenum) oder im Magenausgang (Antrum/Pylorus).

Wie oben erwähnt, trotzt der Helicobacter dem sauren Milieu im Magen, das anderen Keimen ein Überleben unmöglich macht. Der Grund dafür, warum Helicobacter pylori sich in dieser für ihn unwirtlichen Umwelt behauptet, liegt in der Fähigkeit, das Enzym Urease zu produzieren. Die Urease spaltet Harnstoff, der durch die Verstoffwechselung von Proteinen anfällt, in Ammoniak und Kohlendioxid. Der Keim bildet dabei eine Gaswolke um sich, wie ein Auto mit laufendem Motor in einer Garage. Die auftretenden Gasbläschen bilden mit dem Magensaft einen wässrigen Ammoniak, der ja eine Lauge ist und damit in der unmittelbaren Keimumgebung den Säuregehalt abpuffert. Man könnte fast sagen, dass Helicobacter sein eigenes Gegengift erzeugt. So ermöglicht diese Alkalisierung das Überleben der Keime wie der Sauerstoffanzug das des Tauchers in der Meerestiefe. Zusätzlich wird als Reaktion des Magens auf die Entzündung die Schleimproduktion gesteigert und ein verstärkter Oberflächenfilm auf der Schleimhaut des Magens gebildet, um als mageneigene »Sonnenschutzcreme« zu wirken. In dieser Schleimbarriere siedeln sich die Bakterien an.

Zur Fortbewegung besitzen die Keime zwei peitschenartige Fortsätze an ihrem Hinterteil – Geißeln genannt –, die wie dünne Schwanzflossen durch rudernde Bewegungen ein Vorangleiten ermöglichen. Die Begeißelung der Keime erlaubt ihnen dabei eine sehr gute Beweglichkeit. Darüber hinaus produzieren bestimmte Stämme der Helicobacter-Bakterien ein Protein, das als Gift die den Magen auskleidenden Oberflächenzellen (Epithel) schädigt. Durch diesen Zelldefekt und zusätzliche Signalstoffe (Zytokine) entwickelt sich eine akute Entzündungsreaktion. Diese wird durch ganz spezielle weiße Blutkörperchen (Granulozyten) charakterisiert, deren Aufgabe die Beseitigung der Keime und der abgestorbenen Zelltrümmer ist. Der durch das Bakteriengift verursachte Zellstress und die angelockten Granulozyten bewirken aber auch die Bildung sogenannter »freier Radikale«.

Freie Radikale sind Atome bzw. Moleküle, die »einsam« sind und unbedingt wieder die Partnerschaft suchen. Damit sind sie hoch reaktiv und »geil« darauf, mit anderen eine Verbindung einzugehen. Technisch gesprochen entsteht ein hoher Grad an Instabilität und Reaktivität. Dieser enorme Drang nach Zweisamkeit geht einher mit einer starken Anziehungskraft zu den fetthältigen Zellmembranen. Wie der Gesang der Sirenen unwiderstehlich auf Odysseus wirkte, so eifern die freien Radikalen nach den Zellmembranen. Weil die Ohren von Odysseus' Gefährten mit Wachs verstopft wurden und er selbst an den Mast gefesselt wurde, gelang die Verführung nicht. Die einsamen Radikalen hingegen donnern los und schädigen die Zellmembranen,

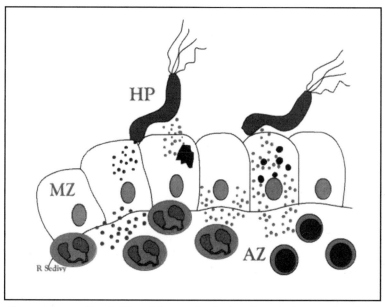

Abb. 7: Magenzellen (MZ) auf dessen Oberfläche sich Helicobacter pylori befindet. Die herbeigerückten Abwehrzellen (AZ) versuchen den Eindringling zu besiegen. Die Magenzellen geraten dabei zwischen die Fronten des Bombardments.

wie Kanonenkugeln eine Stadtmauer durchbohren. Überdies hat das sezernierte Protein der Helicobacter-Keime eine hemmende Wirkung auf weitere Immunzellen (T-Helferzellen), wodurch die Immunantwort auch noch geschwächt wird.

So bleibt der betroffenen Magenschleimhaut nicht anderes übrig, als mit Regenerations- und Reparationsvorgängen zu reagieren. Die Regeneration ist der vollwertige Austausch des abgestorbenen Gewebes – der kaputte Teil wird also durch einen neuen ausgetauscht. Ist der Schaden aber so groß, dass eine Regeneration nicht möglich ist, kommt es zur Reparation, wo minderwertiger Ersatz in Form von Narbengewebe vorgenommen wird. Die Chronifizierung dieser beiden in der allgemeinen Pathologie als histologische Adaptationen bezeichnete Reaktionsmuster führt nach vielen Jahren unglücklicherweise zu zellulären Atypien, die eine bösartige Entartung zur Folge haben können. Damit besteht ein unmittelbarer Zusammenhang zwischen der Helicobacter-Gastritis und der Entstehung von Magenkrebs. Mehr noch: Es konnte nachgewiesen werden, dass durch die chronische Entzündung ein Lymphdrüsenkrebs des Magens entstehen kann.

… der Menschheit bleibt's gewonnen
Die Leistung der beiden Nobelpreisträger liegt nun nicht allein in der (Wieder-)Entdeckung des Helicobacter pylori, denn dieser war schon 1875 von deutschen Anatomen entdeckt worden, damals konnten die Bakterien allerdings nicht gezüchtet werden. Diese Entdeckung geriet zunächst in Vergessenheit. 1940 wurden diese Bakterien dann in operativ entfernten Mägen wiederentdeckt, waren aber in zahlreichen Gewebeproben aus dem Magen nicht nachweisbar. Der Grund bestand wahrscheinlich darin, dass die Arbeitsgruppe in den 1940er-Jahren den Keim in den wenige Millimeter kleinen Gewebeproben ohne Spezialfärbung nicht gut sehen konnte, womit dieser beim Mikroskopieren den Augen des Untersuchers verborgen blieb. Der Pathologe

Warren hingegen verwendete eine Silberfärbung und konnte damit selbst eine geringe Besiedelung eindeutig feststellen, da die Keime als kleine silbrige »Schrauben« vor hellem Hintergrund richtiggehend herausleuchteten. Auch gab es damals nur starre Endoskope, die wie bei einem Schwertschlucker durch die Speiseröhre lediglich in den vorderen Magen eingebracht werden konnten. Heute weiß man, dass das Helicobacter-Bakterium gerade im hinteren Teil beim Magenausgang in großer Zahl zu finden ist. Erst in den 1970er-Jahren wurden die flexiblen Endoskopie-Schläuche eingesetzt, die es erlauben, den gesamten Magen einzusehen. Damit konnten nun gut beurteilbare Biopsien im Magenausgang entnommen werden.

Auch das gleichzeitige Auftreten von Helicobacter pylori mit Magengeschwüren wurde bereits vor Warrens Beschreibung in *The Lancet* in Autopsien und Operationspräparaten veröffentlicht. Allerdings wurde das postmortale Auftreten den Fäulnisprozessen zugeordnet. Bei den Operationspräparaten wurde der Keim in den Randbereichen der Geschwüre gefunden und man meinte, ein zufälliges sowie für die Krankheitsentstehung nicht relevantes Phänomen vor sich zu haben. In einer großen Studie von 1140 Saugbiopsien wurden die »Spirochaeten« des Magens ebenfalls einer unwichtigen Kontamination zugeordnet – so gerieten die Erreger erneut in Vergessenheit.

Es ist das große Verdienst von Warren und Marshall, die wirkliche Bedeutung von Helicobacter pylori erkannt und in seinen Grundlagen für die Geschwürentwicklung bewiesen zu haben. Der entscheidende Schritt lag also in der Erkenntnis, dass die häufigste Gastritisform, die damit verbundenen Geschwürbildungen und das Auftreten der Malignome durch diese Bakterien ausgelöst bzw. gefördert werden. Daraus resultierte eine adäquate Behandlung, die half und hilft, Langzeitfolgen zu verhindern. Nunmehr können betroffene Patienten mit einer Kombination aus einem Antibiotikum (= natürliches, keimvernichtendes Medikament), einem Chemotherapeutikum (= synthetisch hergestelltes antibiotisch wirksames Medikament) und einem Protonenpumpenhemmer (= Säureproduktion-hemmendes Medikament) behandelt werden.

Wenn man bedenkt, dass der Gastritis noch in den 70er-Jahren des vergangenen Jahrhunderts mit Rollkuren und einer Antazidatherapie (Säure-neutralisierendes Medikament) begegnet wurde, so löste diese Entdeckung tatsächlich eine bedeutende Wende im Behandlungsprinzip der Magenentzündung und des Magengeschwürs aus. Durchgebrochene Magen- und Zwölffingerdarmgeschwüre waren damals der chirurgische Alltag, oft auch ursächlich für den Tod. Diese dramatischen Verläufe sind durch die Folgen der Entdeckung heute praktisch kaum mehr relevant.

Bewiesen wurde auch, dass die »Eradikation« (das vollständige Vernichten) von Helicobacter pylori das Magenkrebsrisiko deutlich mindert sowie das Auftreten von Magen-Lymphdrüsenkrebs drastisch reduziert. Es wurde damit also ein enormer Fortschritt in puncto Prophylaxe von Malignomen im Magen erreicht, der heute dem Großteil der infizierten Menschen weltweit zugute kommt.

Totenschädel und Schrumpfköpfe in Vitrinen. Ethisch-Nachdenkliches.

Als Pathologe ist man häufig mit dem Tod konfrontiert und damit beruflich in einem Grenzbereich des menschlichen Daseins tätig. Am augenscheinlichsten wird dies in der Begegnung mit Angehörigen, die Aufschluss über das Obduktionsergebnis wünschen oder sich unter Umständen vehement gegen eine Leichenöffnung aussprechen. In dieser Situation ist jeder von uns auf sich allein gestellt. In keiner Ausbildung, weder in der studentischen noch in der fachärztlichen, wird darauf eingegangen, wie man sich in solchen Situationen verhalten soll oder gar muss. Dieses Fehlen einer erlernten Vorgehensweise hat dazu geführt, dass man sich gerne hinter der gesetzlichen Bestimmung versteckt: »Wir müssen halt obduzieren! Was soll ich tun?«, oder dem klinisch tätigen Kollegen das Feld überlässt, der logischerweise nicht der richtige Ansprechpartner ist. Als Pathologe erkläre ich ja auch kein EKG oder Röntgenbild!

So begegnen viele von uns dem Leichnam mit weitgehender Gefühlskälte, die von Angehörigen oft intuitiv erfühlt wird, auch wenn wir dies gar nicht wollen. Plakativ verstecken wir uns hinter den formalen Gegebenheiten. Wir erfüllen unsere Pflicht und damit den Gesetzesauftrag zur Ermittlung der Todesursache, klären klinisch-diagnostische Unklarheiten oder sichern das Ergebnis nach operativen Eingriffen, um forensisch Klarheit bzw. Sicherheit zu gewinnen. Was wir eigentlich vom moralischen Standpunkt aus gesehen tun, wird erst dann wirklich bewusst, wenn Angehörige, oft mit religiösem Hintergrund, eine Obduktion nicht wünschen. Hier sind wir, im wörtlichen Sinn, eigentlich sprachlos und suchen einen Ausweg, um dem Anliegen zu entsprechen. Wenn dies nicht möglich ist, können wir keine moralische Rechtfertigung anbieten, lediglich die juridische Erklärung bleibt. Ich kenne kaum jemanden, der diese Ist-Situation hinterfragt, und niemanden, der Paroli bietet. Aufgabe der Ethik aber ist ein kritisches Hinterfragen von Normen, moralischen Gegebenheiten, und dies vor dem Hintergrund der sich stetig wandelnden Gesellschaft mit ihrer Gedankenevolution.

Meine Besuche der »Körperwelten«, der verschiedenen Museen und Ausstellungen sowie meine wissenschaftlichen Untersuchungen an Feuchtpräparaten aus dem Narrenturm haben mich zunehmend nachdenklich gemacht. Wie weit sind solche modernen und »antiken« Sammlungen heute eigentlich noch ethisch vertretbar? Kann man hinnehmen, dass Organe und Präparate von Menschen, die, vermutlich ohne dass die Betroffenen gefragt wurden, über Jahrhunderte konserviert wurden, dies auch weiterhin bleiben? Im Zusammenhang mit der modernen »Zurschaustellung« kommt man nicht umhin, an Gunther von Hagens und seine »Körperwelten« zu denken. So frage ich mich, welchen Umgang wir mit unserem Körper und jenen der Toten pflegen. Dazu möchte ich Ihnen ein paar Szenen aus unserem Alltag schildern:

Stellen Sie sich die folgenden drei Szenarien vor Ihrem geistigen Auge vor:

Szene 1: Eine Tageszeitung berichtet und illustriert mit Foto: Ein toter Mann liegt blutüberströmt auf der Straße. Auf dem Asphalt eine riesige Blutlacke. Um ihn herum eine Gruppe von Menschen, die teils teilnahmslos, teils erschrocken wirkt.

Szene 2: Eine junge, sehr attraktive Frau mit langem, gewelltem Haar und einem knapp geschnittenen Bikini, die am Strand entlangflaniert und Ihnen ein verzücktes Lächeln schenkt.

Szene 3: Ein weibliches Plastinat der »Körperwelten«, das auf einem Sockel in einer Ausstellungshalle ganz vorne steht. Im eröffneten Bauch die 30 cm große Gebärmutter, deren Vorderwand fehlt. Direkt in dieser ein Kind, das durch die Nabelschnur mit dem Mutterkuchen, der an der Hinterwand der Gebärmutter aufliegt, verbunden ist.

Die erste Szene wird Sie vielleicht oder sogar wahrscheinlich betroffen machen. Wenn Sie ein solches Bild in der Zeitung oder im Fernsehen sehen, empfinden die meisten von Ihnen dies als abstoßend und Sie werden erschüttert sein. Mann oder Frau ist fassungslos oder zumindest irritiert. Manche werden sagen, dies sei eine wichtige Information, es sei aber nicht notwendig, derartige Situationen zu sehen. Etliche unter Ihnen werden meinen, dass wir ein Recht auf solcherart bildhafter Dokumentation haben. Andere allerdings werden dies als pure Sensationslust anprangern: »Wozu brauchen wir derartige Fotos?«

Die Vorstellung der zweiten Szene wird zumindest den Herren schon besser gefallen haben. Sie werden solche Bilder als schön, als ästhetisch empfinden. Einige Damen unter Ihnen werden möglicherweise meinen: »Na typisch männlich – hat er wieder eine Frau als Beispiel wählen müssen!« Andere werden vielleicht sagen: »Naja, ich habe mir einen schönen Mann vorgestellt.« Wieder andere werden kritisieren: »Sexistisch! Was will er mit solchen Beispielen?«

Die dritte Szene mag auf den ersten Blick faszinieren, mag neugierig machen, aber auch abstoßend oder sexistisch empfunden werden. Auch hier wird es Menschen geben, die denken: »Ja, ich hab das Recht auf Information. Ich möchte wissen, wie es in meinem Körper aussieht.« Andere werden sagen: »Das ist doch die Degradierung eines Menschen zu einem Objekt – noch dazu, wenn diese Plastinate in einer Ausstellungshalle präsentiert und ›begafft‹ werden.«

Was ich Ihnen damit veranschaulichen wollte, ist, dass wir heute in einer Welt der Vielfalt sogenannt »wahrer« oder »richtiger« Meinungen leben. Ein Gedanke, der uns direkt zu Boccaccios Dilemma in seinem Werk *Dekameron* führt, das sich in Lessings *Nathan der Weise* wiederfindet und dort die Frage aufwirft: Welche ist die richtige Religion?

Was ist nun richtig und was falsch? Wir leben heute im Zeitalter der Kontraste und Gegensätze. Kleidungsvarianten pendeln zwischen der extremen Verhüllung muslimischer Frauen, bei welchen man lediglich die Augen durch einen Sehschlitz »frei« wahrnehmen kann, und der teils recht offenherzigen Bademode westlicher Frauen mit »oben ohne« und Stringtanga. Das vermeintliche Schönheitsideal abgemagerter, »krank« wirkender Fotomodelle steht dem Problem der zunehmenden Übergewichtigkeit in der Bevölkerung gegenüber. Ganz abgesehen von dem alten Schönheitsideal der Rubensfigur! Unser ästhetisches Empfinden hat sich offensichtlich ins Gegenteil verkehrt.

Herrschten anno dazumal meist bestimmte Meinungen vor, weil Mächtige es so bestimmten oder die Umstände es nicht anders erlaubten, dominiert in unseren Tagen das Nebeneinander verschiedener Vorstellungen. Im Wesentlichen haben die meisten von uns in vielerlei Dingen die Freiheit der Entscheidung. Bisweilen stellt uns das vor die Qual der Wahl: Was darf ich? Was soll ich? Was muss ich? Ist das eine das Richtige oder stimmt das andere? Wonach soll ich mich denn richten, woran soll ich mich orientieren?

Auch wechseln Ansichten im Laufe der Zeit. Gängige traditionelle Moralvorstellungen verändern sich und so mancher wird vielleicht sagen: »Die alte, die wirkliche Moral wird unterminiert bzw. untergraben.«

Es ist nun die grundsätzliche Aufgabe der Ethik, einen kritischen Diskurs zu führen: Probleme aufzuzeigen, eventuelle Lösungsansätze anzubieten oder sogar Lösungen umzusetzen. Für die Pathologie bzw. Anatomie gilt es beispielsweise, den Sinn von Organsammlungen und Ausstellungen derartiger menschlicher Präparate erneut zu hinterfragen.

Wo finden sich pathologisch-anatomische Präparate in unserer Museumslandschaft? Zum Beispiel im angesprochenen Narrenturm, im Virchow-Museum an der Charité in Berlin oder auch im Hunter Museum des Royal College of Surgeons in London.

Letzteres birgt übrigens ein ganz besonderes Exponat: das Skelett von Mr O'Brien. Dazu die folgende Geschichte: Mitte des 18. Jahrhunderts trieb die Armut diesen Mann nach London. Er hatte nichts außer einem, im wörtlichen Sinn, *großen* »Vorteil«: Er maß 2,34 m. Also beschloss er, sich zur Schau zu stellen und zu verlauten: »Hier bin ich – der größte Mann der Welt! Seht mich an und zahlt.« Auf diese Weise verdiente er schlussendlich eine doch recht stattliche Summe, dennoch ist er nicht sehr glücklich geworden. Er verfiel dem Alkoholismus, und als er den Tod nahen fühlte, bat er, man möge ihn dereinst der See übergeben. Er bezahlte sogar einen Fischer dafür, seine Leiche auf das offene Meer hinauszubringen und seinen Körper dort zu bestatten. Als hätte er es vorausgeahnt, bat er eindringlich: »Um Gottes Willen, lasst mich nur nicht in die Hände der Anatomen fallen!« Und was geschah, als der Mann 1783 verstarb? John Hunter, einer der berühmtesten Anatomen, zahlte dem Fischer 500 Pfund und kaufte die Leiche. O'Brien, wie er sich nennen ließ, steht noch heute im Hunter Museum des Royal College of Surgeons und eigentlich wollte er nur zur See bestattet werden ...

Sollte uns dies nicht zu denken geben?

Wo gibt es weitere Menschenpräparate? In nicht anatomischen Museen wie z. B. im Naturhistorischen Museum in Wien mit seiner anthropologischen Sammlung, die Mumien im Ägyptischen Museum – hier wird einem erlaubt, die gebogene Nase von Ramses II. zu sehen; man kann ihm also richtig ins Auge blicken. Neuerdings wurde sogar die Mumie von Tutenchamun zur Besichtigung freigegeben! Im *Kurier* vom 6.11.2007 konnten wir lesen: »Damit steigen Normalsterbliche in einen erlauchten Kreis von nur 50 Forschern auf.« Susanne Mauthner-Weber erwähnt in ihrem Artikel auch, dass die Reaktionen zwiespältig seien, würden sich doch etliche der ursprünglichen Meinung von Dr. Zahi Hawass (Leiter der ägyptischen Antikenverwaltung) anschließen, man solle die Totenruhe des jungen Pharaos respektieren.

Weitere Exponate gibt es in verschiedenen Ausstellungen wie den angesprochen »Körperwelten« des Gunther von Hagens, aber auch in den Schausammlungen verschiedener Ausgrabungsstätten. Schrumpfköpfe, Kinderschädel mit einem »Wasserkopf« werden mit dem Hinweis auf deren Echtheit präsentiert. Natürlich finden sich echte Präparate auch in bestehenden Beinhäusern, die teilweise öffentlich zugänglich sind, und in Kirchen werden heilige Reliquia verehrt.

Neben diesen allgemein akzeptierten finden sich aber auch kontroversielle Sammlungen: z. B. in wissenschaftlichen Instituten gab es menschliche Präparatesammlungen. Vor einigen Jahren kam es in Großbritannien zu einem großen Skandal, wo ein Anatomieprofessor Embryonen zu Forschungszwecken gesammelt hat (11., 26. und 30.1.2001: *www.netzeitung.de/ausland/128625.html*). Ja, und vor nicht allzu langer Zeit, da fanden sich im Keller des Hauses eines Kieferchirurgen im Goethehof in Kaisermühlen (Wien, 22. Bezirk) abgetrennte Schädel und andere Körperteile, die sogar Einbrecher zur Flucht veranlassten (22.9.2006; *www. kurier.at* und *www.orf.at*). Unter dem Aspekt der Verbesserung der Fahrzeugsitze wurden überdies Leichen als Crash-Test-Dummies verwendet (*science.orf.at/science/news/134423; APA* 11.4.2005). Und wie verhält es sich mit den knöchernen Schädeln im Buchregal der Medizinstudenten, der Ärzte, der Pathologen oder der Gerichtsmediziner?

Soll man dies alles dürfen? Ist es moralisch, was wir hier tun?

Meiner Meinung nach ist die Antwort relativ, da diese stark vom jeweiligen Betrachter abhängig ist. Wir sehen im Museum des Institutes für Geschichte der Medizin im Wiener Josephinum das Autopsiepräparat der ersten Billroth'schen Operation und in den »Körperwelten« von Gunther von Hagens die Ganzkörperplastinate. Wenn nun ein Mann, 60-jährig, römisch-katholisch und Schlosser, diese Präparate betrachtet, wird er vielleicht andere Empfindungen haben als eine 25-jährige Studentin ohne Glaubensbekenntnis. Möglicherweise wiederum ganz anders wird ein 40-jähriger jüdischer Kaufmann oder eine 52-jährige Serbin, Mutter von drei Kindern und praktizierende Muslima, urteilen und wahrnehmen. Dies veranschaulicht uns das breite Spektrum des möglichen moralischen Empfindens. Dieses ist daher abhängig von der ethnischen Gruppe, der Religionszugehörigkeit, dem Alter, von den Erfahrungen, die man gemacht hat, vom Geschlecht, dem Beruf und von vielem mehr. Hier stellt sich die Frage: Kann eine Moral dem allen Genüge tun? Natürlich nicht!

In diesem Zusammenhang kommt mir ein altes Sprichwort in den Sinn: »Allen Menschen recht getan, ist eine Kunst, die niemand kann.« Diese Vielfalt an Wahrnehmungsmöglichkeiten zeigt uns die Relativität der Interpretation, also die Abhängigkeit unserer Reaktionen vom individuellen Denken und Fühlen. Gibt es vorhandene Richtmöglichkeiten, die in der Beantwortung dieser Frage weiterhelfen? Tradierte oder intuitive Wege sind bekannt und verbreitet. Die Religion etwa gibt uns ein Leitbild vor, an dem wir uns orientieren können. Aber vielleicht gilt ebenso das Bauchgefühl, welches eventuell durch das gemeinsame Unterbewusstsein einer Gesellschaft beeinflusst ist. Darüber hinaus kann uns die Meinung von oben herab aufgestempelt werden – das diktatorische Prinzip. Daneben kennen wir jene Umsetzung des quirligen Nebeneinanders, wie am Basar, die daher gern als »arabische« Lösung bezeichnet wird: Wer am lautesten schreit, hat recht (und manches Mal hat es den Anschein, als ob manche Medien diesem Ansatz erliegen). In unseren Breiten ist letztlich der konsensuelle und demokratische Weg üblich. Es bestehen Gremien und Kommissionen, die darüber befinden, was man darf und was nicht.

Was das Beispiel der menschlichen Präparate und Körper im Kellerabteil betrifft, herrscht ein allgemeiner Konsens, dass dies nicht vertretbar ist. Exponate in Museen und Ausstellungen werden allgemein als akzeptabel empfunden. Allerdings hat offenbar die Ausstellung »Körperwelten« von Gunther von Hagens insbesondere mit den Ganzkörperplastinaten eine Grenze überschritten. Bekanntlich führte diese zu einer heftigen Diskussion in der Öffentlichkeit. Dies mag darin begründet gewesen sein, dass es sich bei dem Träger dieser Ausstellung nicht um eine öffentliche Institution, sondern um ein privates Unternehmen handelte. Sind derartige Ausstellungsexponate in öffentlichen Institutionen also eher gerechtfertigt? In gewisser Weise ja, weil sich die Organisatoren und Direktoren an einer humanitären Rechtsethik orientieren (müssen), die den Weg der Kommunikation und Konsensfindung einer gelebten Moral beschritten hat. Überdies besteht bei privaten Unternehmungen immer die Gefahr – und der Vorwurf –, dass dahinter eine potenzielle Gewinnabsicht durch die finanziellen Einnahmen vermutet werden kann.

Ist nun eine institutionelle Moral repräsentativ? – Allgemein gültig ist sie, da diese durch gesellschaftliche Opinionleader akzeptiert und getragen ist. Meine Antwort lautet dennoch: »Jein«, denn die Definition von Moral kann nur im Kontext der Kultur und der Sprachgemeinschaft gesehen werden. Es besteht aber auch eine beschränkte räumliche und zeitliche Gültigkeit. Ein ständiges, erneutes Hinterfragen, ein permanenter ethisch-kritischer Diskurs ist deshalb vonnöten. Eine Berufung darauf, »das war ja immer schon so gewesen«, eine historische Rechtfertigung also, ist meines Erachtens nach nicht legitim. Dazu ein Beispiel:

Die erste Obduktion in Wien fand im Jahr 1404 statt. Doctores, Chirurgi, Apothecarii waren bei praktisch freiem Zutritt geladen. Auch die Öffentlichkeit, das gemeine Volk, war zugelassen – nur dieses musste den vollen Obolus leisten. Bei Wein, Bier und Konfekt gab man sich diesem Schauspiel hin und der Erlös wurde für das erste Siegel der Medizinischen Fakultät der Universität Wien verwendet. Dies war ganz moralisch und rechtlich bedenkenlos. Kein Mensch hat sich daran gestoßen!

Heute hingegen wäre eine öffentliche Obduktion undenkbar. Und in Zukunft? Auf diese Frage gibt es keine Antwort, denn wir wissen nicht, wie sich die moralischen Vorstellungen bei unseren Kindern und Kindeskindern entwickeln werden. Moralische Prinzipien unterliegen einer Evolution, die dem Wandel der philosophisch-rechtlichen Auffassung folgt. Eine der Konsequenzen daraus ist, dass moralische Entscheidungen nur zu einem bestimmten Zeitpunkt und nur in einem begrenzten Umfeld gültig sind. In Ergänzung dazu gibt es die theologische Moral, die weitgehend dogmatisch und damit konstant ist. Man könnte fast sagen: Die Theologie ist der Stabilisator der allgemeinen moralischen Dynamik, um »Entgleisungen« vorzubeugen.

Wie steht es nun mit den Präparatepräsentationen? Pathologisch-anatomische Sammlungen und Exponate sind grundsätzlich wertfrei. Sie erhalten ihre moralische Gewichtung aber im Kontext des Zeitgeistes. Welche Ethik ist nun aber letztlich dafür die richtige? Ich bin leider nicht Nathan der Weise, auch nicht so klug wie er. Ich kann Ihnen auch keine Ringparabel anbieten. Allerdings möchte ich auf eine Überlegung von Heinz Förster hinweisen: Der Physiker und Philosoph bestritt das Bestehen einer objektiven Wirklichkeit. Er sah in der Idee, dass wir rein objektiv und unbeeinflusst unsere Welt wahrnehmen, eine Wahnvorstellung. Ich möchte diesen Gedanken aufgreifen und behaupten, dass eine objektive Ethik, die allgemeingültig und immerwährend ist, nicht existiert – sie ist schlicht ein Ding der Unmöglichkeit. Dennoch sind wir uns über bestimmte grundlegende Werte einig, die sich zum Teil auf theologische Glaubenssätze gründen und sich schließlich in den Menschenrechten niedergeschlagen haben. Die Einhaltung dieser humanitären Moral ist ein gesellschaftliches Muss. Wir alle sind gefordert darauf zu achten, dass diese nicht (wieder) mit Füßen getreten wird.

Fragen an den Pathologen

Oft werden mir bei meinen Vorträgen von meinen Freunden und Bekannten oder von meinen Studenten die gleichen Fragen gestellt. Ich möchte daher auch hier im Folgenden eine Auswahl der mir am wichtigsten erscheinenden Fragen und Antworten anführen.

Warum wird man Pathologe?
In meinem speziellen Fall war es ein Irrtum! Eigentlich bin ich ein verirrter Kliniker, der auf der Pathologie hängen geblieben ist. Aber aus Gesprächen mit Kollegen weiß ich, dass viele von ihnen keinen Patientenkontakt haben wollen und daher bewusst eine Labortätigkeit gesucht haben. Manche schätzen es auch, keine Nachtdienste leisten zu müssen, ein Argument, das oft von Frauen vorgebracht wird, weil sie ein mit einer Familie kompatibles Fach suchen. Interessanterweise schreckt die Arbeit im Seziersaal kaum jemanden ab, egal ob Mann oder Frau. Dennoch kenne ich Kollegen, die aus diesem Grund das Fach letztlich gewechselt haben.

Amerikanische Studien haben überdies gezeigt, dass die heute in unserem Fach so wichtige stundenlange Arbeit am Mikroskop, eine Arbeit also, die Ausdauer erfordert, besonders Frauen entgegenkommt. Uns Männern liegen angeblich eher Tätigkeiten, die kurzfristig verstärkte Konzentration und körperliche Anstrengung erfordern – Männer sind also eher »Kurzstrecken-Läufer«, Frauen hingegen eher »Marathon-Läuferinnen«.

Dies mag vielleicht den immer höher werdenden Frauenanteil (derzeit schon mehr als 50 %) in unserer Berufsgruppe erklären.

Welche charakterlichen Eigenschaften braucht man als Pathologe?
Oft wird behauptet, dass stille, introvertierte und schlaksige Personen diesem Beruf zuneigen. Ich halte das für nicht zutreffend. Eigentlich finden sich unter uns die verschiedensten Menschentypen. Sicherlich sind ein hohes Maß an Genauigkeit und Durchhaltevermögen notwendig, um das stundenlange Mikroskopieren sowie das lange Stehen bei einer Obduktion zu bewältigen. Im Seziersaal wiederum sind sicher eine unempfindliche Nase und ein »guter Magen« gefragt.

Wie wird man Pathologe?
Die Ausbildung zum Facharzt für Pathologie umfasst insgesamt sechs Jahre, von denen mindestens vier im Hauptfach zu absolvieren sind. Ein Jahr ist in einer klinischen Abteilung (z.B. Chirurgie, Innere Medizin usw.) zu verbringen, ein weiteres kann aus allen Ausbildungsfächern gewählt werden.

Auf der Pathologie selbst beginnt man in der Regel im Seziersaal, um einerseits die Technik, andererseits die Makromorphologie zu erlernen. Je nach persönlichem Fortschritt und Obduktionsfrequenz in dem betreffenden Institut wird man zwischen dem ersten und zweiten Jahr der Histologie zugeführt, um das erworbene Wissen an Operationspräparaten anzuwenden. Sobald auch histologisch ein gefestigtes Know-how besteht, wird mit der vertieften zytologischen Befundung begonnen. Am Ende der Ausbildungszeit ist eine Prüfung bei der Ärztekammer zu bestehen.

Darüber hinaus besteht die Möglichkeit einer Zusatzausbildung (als Additivfach) in Zytodiagnostik, die noch einmal drei Jahre dauert: zwei davon mit verstärkter zytologischer Befundung sowie ein zusätzliches klinisches Jahr.

Wie war die erste Obduktion?
Eigentlich recht undramatisch. Das erste Mal sah ich nur zu, um die Technik live mitzuerleben. Die erste Obduktion, die ich

ohne Hilfe durchführte, war da schon wesentlich anstrengender! Schwierig dabei waren das Freipräparieren der Halsorgane und das »Bergen« der Zunge. Damit die Haut des Halses unversehrt bleibt, ist es nötig, diese ohne Verletzung von der Muskulatur abzulösen. Der Mundboden muss mit dem mittellangen Zungenmesser durchstoßen werden, um die Zunge samt Schilddrüse, Speise- und Luftröhre aus dem Mund zum Brustkorb zu ziehen.

Auch die Herzschnitte sind für einen Anfänger eine echte Herausforderung. Je nach Technik werden die Strömungsbahnen des Herzens nur mit dem langen Hirnmesser oder mithilfe einer Schere eröffnet. Wichtig dabei ist, dass das Herz nicht in Einzelstücke zerfällt, sondern die Bereiche zusammenhängend verbleiben, sodass ein »Durchblättern« der Vorhöfe und Kammern möglich ist. Einfacher ist da sicherlich die amerikanische Methode, das Herz schlicht in Scheiben zu schneiden, wobei aber der physiologische Zusammenhang verloren geht.

Was fühlt man bei einer Obduktion?
Nach den vielen Jahren, die ich dieser Tätigkeit schon nachgehe, muss ich sagen: unmittelbar – gar nichts! Vor mir liegt ein scheinbar schlafender, kalter und nackter Mensch. Ich konzentriere mich auf die Durchführung der Autopsie. Wenn es sich um jung Verstorbene oder sogar Kinder handelt, stimmt mich dies wohl traurig, aber eine große Gefühlsbewegung bemerke ich dabei nicht direkt. Das Gefühl, so möchte ich sagen, sickert nur langsam ein. Wenn ich mit der Arbeit fertig bin und mich gedanklich zurücklehne, blicke ich manchmal nochmals auf den toten Körper, während dieser z. B. vernäht wird: Das ist der Augenblick, wo die berufliche Maske fällt und ich merke und spüre. Fasziniert und zudem überrascht hat mich, als mir der »kalte Schauer« über den Rücken lief, wie ich einmal den von mir Obduzierten in der »Einsargung« gewaschen, angekleidet und frisiert gesehen habe. In diesem Augenblick habe ich begrif-

fen! Zuerst war dieser Tote ein »Objekt« meiner Arbeit, im Sarg liegend wurde er wieder »Mensch«. Es kommt also automatisch zu einer Distanzierung und Trennung zwischen dem Toten als Mensch und dem Toten als Gegenstand der Obduktion. Dies klingt zwar sehr hart, wenn ein Verstorbener, um den seine Angehörigen weinen, von mir zum »Objekt« oder »Gegenstand« degradiert wird, aber sonst könnte ich meine Arbeit wahrscheinlich nicht ausführen.

Wie ertragen Sie den Geruch in der Prosektur?
Eine Nasenklemme trage ich nicht! Auch wenn sich im Film *Das Schweigen der Lämmer* die FBI-Beamten eine »Geruchscreme« auf die Oberlippe zauberten, ist dies eher eine Lachnummer für das Kabarett als notwendige oder gar geübte Praxis. Selbst Wasser- oder Faulleichen und Mumien stinken zwar erbärmlich, aber ein Hilfsmittel, um den Geruch zu übertönen, benötige ich nicht. Da hätte ich wohl den falschen Beruf, wenn ich diesen Gestank nicht wegstecken könnte.

Manche Kollegen fürchten sich vor Keimen oder sonstigem Luftplankton und benutzen daher eine OP-Maske bei der Routineautopsie. Nun ja, jeder hat so sein Spalierchen.

Eine andere Situation stellt die Leichenöffnung von hoch infektiösen Toten dar. Wenn der Betroffene z. B. an Erkrankungen wie der Hepatitis C, AIDS oder der Creutzfeldt-Jakob-Krankheit gelitten hat, treffen auch wir entsprechende Vorsichtsmaßnahmen. Dazu zählt ein Zwirnhandschuh über jenem aus Kunststoff, um eine höhere Griffestigkeit zu erhalten und das Abrutschen zu vermeiden. Immer wieder bekommt man Kettenhandschuhe wie jene der Fleischer geliefert, wenn man um einen besseren Schnitt- und Stichschutz ansucht. Doch dies behindert uns mehr beim Arbeiten, als es hilft. Man hat durch unzählige Kettenglieder nicht das ausreichende Fingerspitzengefühl, um relevante Befunde zu ertasten. Ein PVC-Gesichtsvisier schützt vor etwaigen Spritzern ins Gesicht. Mehr ist nicht vonnöten.

Wie gehe ich mit dem Tod um?
Wir Pathologen und die Gerichtsmediziner sind die Repräsentanten des Todes. Er ist für uns allgegenwärtig. Unser kleiner Vorteil liegt allerdings darin, dass wir das Sterben, das seelisch sehr belastend ist, nicht miterleben. Hier sind die Onkologen stärker betroffen, weil sie den klinischen Verlauf etwa einer Chemotherapie mit all ihren Folgen erleben. Dafür ist der Tod für uns ein tägliches Erlebnis – man kommt nicht umhin, an ihn zu denken und ihn zu registrieren. Für mich ist das nicht direkt eine Belastung, aber das bewusste Erleben eines Tages ist mir im Laufe meiner Pathologenlaufbahn wesentlich wichtiger geworden. Nicht, dass ich deswegen meinen Lustgefühlen frei nachgebe und täglich feucht-fröhliche Feste feiere, ich nehme vielmehr verstärkt auf die wirklich wichtigen Dinge Bedacht. Das Lächeln meines Kindes z. B. bedeutet mir mehr als irgendwelche Statussymbole.

Bei guter Konstitution wird man als Pathologe daher weder zum Alkoholiker noch zum Suchtkranken, Depressiven oder gar Selbstmordkandidaten.

Aber nicht nur der Tod ist jeden Tag präsent, da sind auch die vielen Krebsdiagnosen! Diese geben mir genauso zu denken, denn wie wird es bei mir selbst einmal sein? Werde ich mir, wie etliche meiner Kollegen, »meine« Diagnose selbst stellen? Werde ich mir vielleicht das Mikroskop ans Krankenbett stellen lassen, um sicher sein zu können, dass mein Tumor bösartig ist?

Wie gefällt mir dieses Fach?
Mäßig – doch bin ich persönlich da ein schlechtes Beispiel! Mir geht z. B. der Patientenkontakt ab und mein Rat an alle, die dieses Fach wählen wollen, lautet daher: Seien Sie sich vor der Entscheidung bewusst, dass Pathologen Ärzte im Verborgenen sind. Heilender Retter ist Mann oder Frau Pathologe nicht!

Unsere Tätigkeit ist gekennzeichnet von viel Alleinsein hinter dem Mikroskop. Menschliche Kontakte gibt es in erster

Linie zu den Kollegen der Klinik oder der eigenen Abteilung. Das Diktiergerät wird neben dem Mikroskop zum wichtigsten Begleiter. Da die Pathologie als eines der großen Fächer von A wie Augenheilkunde bis Z wie Zahnmedizin alle medizinischen Disziplinen diagnostisch betreut, sind der Umgang mit vielen und dicken Büchern sowie ein reger Austausch mit Fachkollegen unentbehrlich.

In Krankenhäusern im ländlichen Bereich gehört das Pendeln zu Obduktionen und Gefrierschnitten in den mitzuversorgenden Spitälern ebenso zur Aufgabe. Dies ist anfangs ganz spannend, verliert mit der Zeit aber seinen Reiz – es bleibt das mühevolle »Spazierenfahren«.

Ist man im privaten Bereich oder als niedergelassener Pathologe tätig, gehört das Warten auf die Gefrierschnitte zu den undankbarsten Momenten. Denn nicht immer lassen sich Operationen in ihrem Verlauf zeitlich exakt vorherbestimmen. Dass Termine sich schließlich überschneiden und ein enormes organisatorisches Geschick gefragt ist, wird ebenso zur Last.

Und wer glaubt, unangenehmen Patienten zu entgehen, der kennt so manchen schwierigen Kollegen nicht!

Sind Sie ein morbider Zergliederer?
Eigentlich halte ich mich für nicht morbide, also für nicht krank. Weder bin ich ein Henker, der eine barbarische Todesstrafe ausführt, noch ein psychisch Gestörter, der seine Frau und Kinder mit dem stumpfen Teil einer Axt aus Eifersucht tötet. An sich übe ich beim Obduzieren den letzten Dienst am verstorbenen Patienten aus, um Antworten auf Fragen zu finden. Fragen der Kliniker, warum bestimmte Symptome aufgetreten sind. Ich kläre Zusammenhänge bei diagnostischen Unklarheiten, beantworte, ob und wie erfolgreich therapeutische Maßnahmen waren, räume eine eventuell im Raum stehende Unsicherheit aus, ob z. B. Fremdverschulden zum Tod geführt hat. Sowohl für die Klinik als auch für die Angehörigen ist die exakte Todesursache

von Bedeutung. So kann ich beispielsweise beantworten, ob sich der Verdacht auf einen erblichen Defekt erhärtet hat oder ein solcher ausgeschlossen werden kann.

Als Lotse der Therapie helfe ich den klinischen Kollegen die passende Therapie zu wählen. Kann radiologische Verdachtsdiagnosen bestätigen. Trenne meist eindeutig in bösartige und gutartige Veränderungen. Helfe durch intraoperative Schnellschnitte die schonendste, aber heilende Operation durchzuführen: Eine brusterhaltende Krebsoperation beispielsweise ist ohne Pathologen undenkbar.

So kann ich nirgendwo erkennen, dass unsere Arbeit etwas mit einem krankhaften Charakter zu tun hätte. Ist ein solcher nicht eher bei jenen Menschen zu suchen, die nach Motorsägenmassakern dürsten oder nach dem Konsum von Gewaltspielen und Brutalfilmen gleich einmal selbst live erleben wollen, wie es so ist, wenn man einen Menschen tötet?

Hat man Kontakt mit Patienten oder deren Angehörigen?
Wenn man will, ja! Es ist mir ein Herzensanliegen, den Menschen unser Fach und dessen Bedeutung näherzubringen. Jahrzehnte, eigentlich Jahrhunderte hindurch bestand die Hauptaufgabe der Pathologen darin, Todesursachen und gewebliche Veränderungen von Krankheiten nach dem Ableben zu diagnostizieren. Dies hat sich sehr wesentlich geändert. Heute ist der Pathologe in erster Linie ein diagnostischer Arzt, wie der Röntgenologe, der seine Arbeit für die lebenden Patienten verrichtet.

Ich hatte und habe immer wieder mit Patienten Kontakt, die eine Antwort auf spezielle Fragen wollten. Es handelt sich dabei vorwiegend um Anliegen, die nicht auf die Erklärung von Symptomen oder eine Behandlung abzielen, sodass meine Kollegen der Klinik sich naturgemäß dazu nicht äußern können.

Eine Patientin beispielsweise konnte sich nicht vorstellen, dass ein winziger Gewebsteil eine Diagnose ermöglicht. Der behandelnde Kollege versuchte ihr mit all seiner Rhetorik anschaulich zu schildern, wie so etwas möglich ist. Die aufgeweckte und neugierige Frau war mit der Beschreibung zwar recht zufrieden, meinte aber *en passant*, dass es höchst interessant wäre, mit eigenen Augen zu erleben, wie dies funktioniert.

»Da können Sie nur den Pathologen fragen!«

Zuerst reagierte die Patientin erschrocken: »Ich bin ja noch nicht tot! Was hat denn ein Pathologe damit zu tun?«

Sie war wie viele Menschen der Meinung, dass die Biopsien von den Klinikern selbst oder vom Labormediziner befundet werden. So kam sie zu mir. Natürlich zeigte und erklärte ich alles mit großer Freude.

Auf der anderen Seite sind wir natürlich auch für die Verstorbenen zuständig. Doch auch in diesem traurigen Bereich ist es möglich, nicht nur den »letzten Dienst« am Toten zu versehen, sondern ebenso für seine Angehörigen da zu sein. Nichts ist zermürbender, als mit einer nicht verständlichen Todesursache am Totenschein leben zu müssen. »Woran ist Mama jetzt wirklich gestorben? Sie war doch immer gesund!« Am Dokument steht schlicht: »Pulmonalembolie«.

Manchmal kommt es zu Missverständnissen, weil die klinisch vermutete Ursache des Todes in scheinbarem Widerspruch zu der am Totenschein vermerkten steht. Auch hier kann den Angehörigen sehr unkompliziert geholfen werden. Überdies ist es mir persönlich sehr wichtig, die Bedeutung der Obduktion verständlich zu machen. Denn uns Ärzten ist klar, dass relevante Fragen durch die Autopsie geklärt werden können. Angehörige, die ja meist Laien sind, ist das nicht immer offensichtlich. Bevor nun im Internet nach Informationen gesucht wird, haben wir Pathologen meines Erachtens die Pflicht, das Ergebnis der Leichenöffnung nicht nur den Klinikern, sondern auch den Hinterbliebenen verständlich zu machen.

Es ist darüber hinaus eine gute Gelegenheit, über bestehende Krankheiten beim Verstorbenen zu berichten. Meine Großmutter litt, wie bereits erwähnt, z. B. an der Zuckerkrankheit und wollte sich nicht an die Diätvorschriften halten. Sie wollte sich einfach nicht ändern. Warnungen vor Komplikationen waren ihr egal. Ähnlich verhalten sich auch andere Lebende. Wenn man aber miterlebt, dass eine schwere Komplikation des Diabetes mellitus das Leben eines lieb gewonnenen Menschens geraubt hat, ist die Bedeutung der Einhaltung medizinischer Therapien unmittelbar spürbar. Ein Gespräch in dieser traurigen Stunde ermöglicht es daher auch, auf eventuelle vorbeugende Maßnahmen hinzuweisen. Es ist der neue Sinn des lateinischen Spruches, der in früheren Zeiten über so manchen Prosekturen stand: »*Hic locus est, ubi mors gaudet succurrere vitae.*« (Dies ist der Ort, an dem es den Tod erfreut, dem Leben zu helfen.)

Will ich selbst obduziert werden?
Eigentlich eine irre Vorstellung! Diese Frage konfrontiert mich unmittelbar mit meiner eigenen Vergänglichkeit. Die Antwort ist natürlich ein »Ja, wenn notwendig«. Für mich selbst gelten die gleichen Regeln wie für alle anderen auch.

Kann man als Pathologe religiös sein?
Ja, natürlich; auch wenn von Rudolf Virchow, einem der größten Pathologen der Geschichte, der provokante Ausspruch stammt: »Ich habe schon Tausende von Leichen seziert, aber keine Seele gefunden!«
Der Glaube hat sogar eine sehr wichtige Bedeutung für mich. Ich fühle mich den christlichen Werten zutiefst verpflichtet. Und in meiner Funktion als Prosektor bin ich genauso mit anderen Glaubensgemeinschaften in Kontakt. Für mich sind alle Religionen gleich wichtig und gleich bedeutsam – es gibt meiner Meinung nach keine »bessere« oder »schlechtere« spirituelle Wahrheit. Mir persönlich ist es auch unwichtig, ob jemand einer Kirche angehört oder nicht. Letzlich entscheidend ist, was derjenige oder diejenige im Herzen trägt, und nicht, was auf dem Papier steht.

Wie sterben Pathologen?

»An Leberzirrhose!«, höre ich meine Leser sagen. Seit Ewigkeiten wird uns Pathologen unterstellt, dass nur der feine Rebensaft, das konzentrierte Hochprozentige oder das Hopfengebräu in rauen Mengen uns diesen Beruf ertragen lassen.

Allgemein ist schon lange bekannt, dass die Lebenserwartung der Ärzte im Vergleich zu Vertretern anderer Berufssparten kürzer ist. Unregelmäßige Dienstzeiten, besonders die Nachtdienste, großer Zeitdruck, hohes persönliches Engagement, aber auch psychische Belastungen fordern offensichtlich ihren Tribut. Die geschlechterspezifische Wissenschaft, die als Gender-Medizin bezeichnet wird, lehrt uns, dass gerade Frauen aufgrund des unregelmäßigen Lebensrhythmus mit Nacht- und Wochenenddiensten besonders anfällig für bösartige Erkrankungen, vor allem Brustkrebs, sind. Studien bei Flugbegleiterinnen zeigten, dass das Risiko für die bösartigen Tumoren der Brust nach 15 Jahren Arbeit doppelt erhöht ist. Die Piloten sollen dadurch vermehrt zum schwarzen Hautkrebs neigen. Eine andere Erklärung besagt wiederum, dass eher die regelmäßige kosmische Strahlung, deren elektrische Partikel wir in der Aurora borealis, dem Nordlicht, in Skandinavien bewundern, in diesen Flughöhen für das bösartige Wachstum verantwortlich sei. Weitere Studien bei Krankenschwestern bestätigen aber eher den Einfluss des veränderten Hormonspiegels von Melatonin auf das erhöhte Krebsrisiko, der durch den »Chronostress« hervorgerufen wird.

Nun sind bei Pathologen nur im Allgemeinen Krankenhaus in Wien Wochenenddienste vorgesehen, sodass diese Belastungen auf uns kaum zutreffen. Sind es also doch die von Laien vermuteten Lebensstilkrankheiten wie Lungenkrebs (Rauchen!) oder Leberzirrhose (Alkohol!), die uns zur erträglichen Berufsbewältigung angedichtet werden?

In früheren Zeiten standen bei Pathologen Infektionen im Vordergrund, die wegen der noch nicht bekannten antibiotischen Therapie zum Tod führen konnten. Ein Beispiel wurde weltberühmt, weil es Ignaz Semmelweis in seiner Idee bestärkte, dass der Tod im Wochenbett durch ärztliche Keimübertragung bedingt sei. Bekanntlich stellte Semmelweis fest, dass die Sterblichkeit der Wöchnerinnen auf der gynäkologischen Abteilung, wo Hebammen die Geburt unterstützten, erheblich geringer war als auf jener Station, die von Ärzten versorgt wurde. Semmelweis' »zündender« Gedanke wurde durch den tragischen Tod seines Kollegen und Freundes von der Pathologie Rokitanskys, Jakob Kolletschka (1803–1847), ausgelöst. Kolletschka, der als Pathologe zum Vorstand der Wiener Gerichtsmedizin berufen wurde, obduzierte einen an eitriger Blutvergiftung Verstorbenen und verletzte sich dabei. Das Resultat waren die gleichen Symptome wie bei den Wöchnerinnen und letztlich der Tod des Pathologen.

Semmelweis folgerte daraus, dass die Ärzte, die vor einer Entbindung obduzierten, mit ihren Händen das Wochenbettfieber auslösen mussten. Da Bakterien als Erreger damals noch nicht bekannt waren, wurde seine These höchst angezweifelt. Diese Ereignisse schürten natürlich das Märchen vom »Leichengift«, das es ja, wie wir heute wissen, nicht gibt. Semmelweis hatte schließlich die geniale Idee, die Ärzte zu ersuchen, sich nach der Obduktion die Hände in Chlorwasser zu reinigen bzw. zu desinfizieren. Dadurch sank die Zahl der im Wochenbett versterbenden Mütter deutlich. Es gab sogar Monate, wo keine junge Mutter auf der »Todesstation« ums Leben kam!

So trug im 19. Jahrhundert oftmals eine Infektionskrankheit Schuld an Krankheit und Tod von Pathologen: ob Tuberkulose, Syphilis, Typhus, Virushepatitis oder andere. Die Tuberkulose galt lange Zeit als klassische Pathologen-Krankheit. In unseren Tagen ist dieses Risiko praktisch nicht mehr gegeben. Einerseits, weil es kaum mehr Todesfälle an Tuberkulose gibt, andererseits, weil die modernen Hygienemaßnahmen eine Infektion im Seziersaal auf ein Minimum reduzieren.

Also trinken und rauchen Pathologen doch zu viel und sterben daran?

Nun, dann lassen Sie sich von modernen Studien überraschen!

Diesen Analysen zufolge stehen Unfall und Selbstmord als Todesursachen von Pathologen an erster Stelle, gefolgt von Herzinfarkt und Krebs, wobei eine britische Untersuchung feststellte, dass Tod durch Selbstmord weit häufiger auftritt als der Unfalltod. Interessanterweise gilt dies auch für das technische Personal einer Pathologie. Ob hier wirklich die tägliche Auseinandersetzung mit dem Tod eine Rolle spielt? Das technische Personal ist ja im Laborbereich tätig, wo Operationspräparate bearbeitet werden, und der »Tod am Institut« wohl »im Haus«, aber nicht unmittelbar spürbar ist. Leider konnte ich keine Studien über Prosekturgehilfen finden, denn diese »Herren« – bislang habe ich nur eine einzige Frau in diesem Beruf kennengelernt – sind, wie Bestatter und Gerichtsmediziner, wirklich jeden Tag mit toten Menschen beschäftigt.

Und wenn Pathologen Selbstmord begehen, wie tun sie es?

Mit Medikamenten und Gift – aber Ausnahmen bestätigen bekanntlich die Regel.

Was nicht gewaltsame Todesfälle betrifft, wurde festgestellt, dass praktisch jeder vierte Pathologe einem Herzinfarkt erliegt, wobei neuere Analysen eher Krebserkrankungen in den Vordergrund rücken. Unter den bösartigen Tumoren sind Blut- und Lymphdrüsenkrebs führend, wobei dies in direktem Zusammenhang mit der Verwendung von Formalin steht. Zum Transport vom OP oder der Station müssen alle Gewebe ja in Formalin eingebracht werden, damit sie bis zur Verarbeitung nicht verfaulen. Danach hantieren das medizinisch-technische Personal und die Pathologen ständig mit diesem in Formalin fixierten Gewebe. Da die entsprechenden Studien aus den letzten beiden Jahren stammen, ist zu befürchten, dass Maßnahmen wie Laborluftabzüge und Lagerungsart nicht ausreichend Schutz vor berufsassoziiertem Krebs bieten. Auch die erhöhte Rate an Krebsformen im Nasen-Rachen-Raum kann auf diese Chemikalie zurückgeführt werden. Einschränkend sei aber hinzugefügt, dass Pathologen, Anatomen, Einbalsamierer und Arbeiter der Formalin-Industrie in modernen Untersuchungen zwecks besserer statistischer Auswertung in einen Topf geworfen werden. Die Zahl der Pathologen allein bringt derzeit kaum verlässliche Statistiken. Eine europaweite Analyse ausschließlich unter Pathologen fehlt leider, auch wenn hier die notwendige Zahl für eine verlässliche Analyse sicher gegeben wäre.

Also keine Rede von alkoholisch bedingter Leberzirrhose!

Aber da kommt mir eine ganz andere Frage in den Sinn!

Wie will *ich* eigentlich sterben?

Nun ja, eigentlich wie jeder andere, am besten über hundertjährig im Schlaf oder blitzartig, ohne etwas vom drohenden Ableben wahrzunehmen.

Manche meinen: am besten im Bordell.

Na, ob das so wünschenswert ist!?

Und dann? Nach dem eigenen Tod?

Erdgrab wie alle anderen und als Wurmfutter dienen? Oder »Asche zu Asche«, lichterloh brennen wie das Fegefeuer und in einer letzten Ruhevase in einer Gedenkstätte im eigenen Garten zur Bewunderung der Hinterbliebenen jeden Tag erinnerlich sein? Und die Besucher, die kommen: »Ach was habt ihr denn da?«

»Das ist nur mein Vater, den haben wir hier ausgestellt. Erst beim letzten Sturm vergangene Woche mussten wir seine Überreste sichern, damit er nicht in alle Winde verstreut wird. Aber es war sein Letzter Wille, uns nahe zu sein.«

Ob das meiner Tochter gefiele?

Übrigens: In Österreich darf man ja nicht ausgestreut oder

ins Weltall verbracht werden, so bleibt neben der Ganzkörper-Erdbestattung einzig die Beilegung einer Urne in einem Grab bzw. Unterbringung in einer eigenen Urnenstätte am Friedhof oder im eigenen Garten.

Dies ist aber nichts gegen die frühere Möglichkeit, als Skelett im Lehrsaal zu enden, um bestaunt zu werden und als Anschauungsmaterial zur Verfügung zu stehen. Doch wenn ich so an meine Schulzeit denke, bin ich mir nicht so sicher, ob das eine Option für mich wäre. »Maxi« nannten wir das damalige Skelett, dem wir liebevoll vor dem Somatologieunterricht eine Zigarette zwischen seine Hochglanzbeißerchen zwickten. Wir zogen ihm einen alten Schlapphut über und steckten seinen rechten Zeigefinger ins linke Auge. Da müsste ich es vielleicht auch ertragen, dass die fetten Finger der jungen Leute kurz nach Verzehr des Jausenbrotes streichelnd auf meiner Schädeldecke landen, die ihnen als Butterabstreifer dient.

Welch' ein Glück, dass dies nicht erlaubt ist!

Auch als Anatomieleiche könnte ich mich zur Verfügung stellen, um nach meinem Tod mit Formalin vollgepumpt zu werden, bis ich jungen Medizinern zum Studium meiner Nerven, Blutgefäße oder Gelenke vorgelegt werde. Nun ja, wenn ich mir dies vor dem geistigen Auge vorstelle, dass meine Hautnerven fein säuberlich präpariert werden, ist dieser Gedanke halb so unangenehm. Allerdings, wenn mir so manche intime männliche Region in den Sinn kommt, zieht sich meine Seele innerlich, zitronensauer, zusammen.

Also: eher nicht erwünscht!

Erst unlängst dachte ich mir beim Besuch der Schädelsammlung von Franz Josef Gall im Rollett-Museum in Baden bei Wien: Das wär doch was! Mein blank geputzter und gebleichter Schädel in einer solchen Vitrine, hinter handgefertigtem Glas. Da käme letztlich mein zu Lebzeiten nikotin-gelblich getrübtes Gebiss wieder besser zum Vorschein. Das knöcherne Lächeln wäre durch die Bleichung strahlend weiß wie in der Zahnpastawerbung! Darunter ein weißer Zettel mit roten Lettern: »*Keep smiling.*«

Aber: gesetzlich heute nicht erlaubt.

Nett wäre es vielleicht auch, würde mein Gehirn in einem Glas voll Formalin schwimmen. Vielleicht ein originelles Exponat für den Narrenturm? Gefäßbezeichnung: Professorales Pathologenhirn, Donum: er selbst.

Ist auch nicht erlaubt!

Oder doch bei Hagens enden? Nun ja: *Ich* in leicht gebückter Stellung, mit einem Auge durch ein Teleskop blickend. Dabei meine Gesäßmuskulatur aufgefächert, damit die Anatomie des zusammengekniffenen Popos ideal zur Ansicht gelangt. Die Kopfhaut elegant nach hinten zurückgeworfen, sodass das Beinhaupt freiliegt und meine unregelmäßigen Knochenhöcker gut zu sehen sind. Das gibt viel Spielraum zur Interpretation! Der oben erwähnte Gall war ja der Meinung, dass man aus solchen Knochenverformungen die speziellen charakterlichen Ausprägungen ablesen kann. Vielleicht kommt dann alles an den Tag! Beschriftung: »Ein Pathologe beim Hobby.« Ein roter Pfeil an meiner Hinterhauptschuppe mit Begleittext: »*Tuber criminalis.*«

Dies verrät vielleicht meinen astrologischen Raubmörderaspekt!

Jetzt wissen wir es also! Der Raubmörderaspekt! Meine verkappte morbide Leidenschaft, die ich sozialisiert zu meinem Beruf gemacht habe.

Oder vielleicht doch nur ein Erdgrab ...?

Wie auch immer! Ich werde es wohl nicht erleben! Denn ich halte es ganz mit Wittgenstein, der in seinem Traktat meinte:

»*Der Tod ist kein Ereignis des Lebens. Den Tod erlebt man nicht.*«

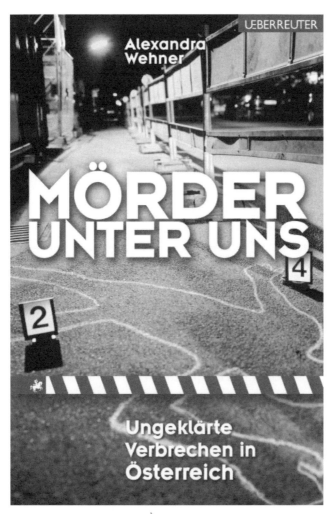

ISBN 978-3-8000-7270-5

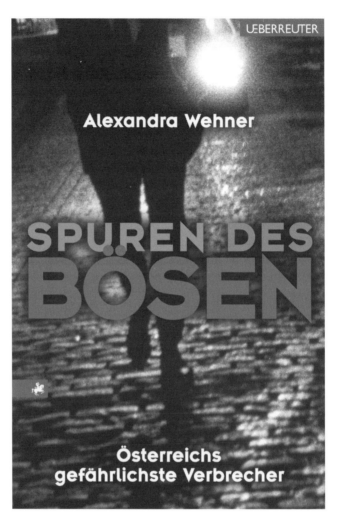

ISBN 978-3-8000-7310-8